Antje Platt

Peter punktet bei Pauline

Übungsbuch für die Therapie mit
jugendlichen und erwachsenen stotternden Menschen

Antje Platt

Peter punktet bei Pauline

Übungsbuch für die Therapie mit jugendlichen und erwachsenen stotternden Menschen

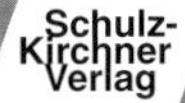

Bibliografische Information der Deutschen Nationalbibliothek
Die Deutsche Nationalbibliothek verzeichnet diese Publikation in der Deutschen Nationalbibliografie; detaillierte bibliografische Daten sind im Internet über http://dnb.d-nb.de abrufbar.

3., unveränderte Auflage 2024
2. Auflage 2021
1. Auflage 2010
ISBN 978-3-8248-0844-1
eISBN 978-3-8248-0795-6

Mollweg 2, D-65510 Idstein
Vertretungsberechtigte Geschäftsführer: Dr. Ullrich Schulz-Kirchner, Martina Schulz-Kirchner
Fachlektorat: Prof. Dr. Claudia Iven
Lektorat: Doris Zimmermann
Layout: Petra Jeck
Abbildungen im Innenteil:
Sagittalschnitte und Mundbilder – Gerald Schwarz; Vorlage zum Erstellen eines Palatogramms – Antje Platt
Abbildungen Umschlag: Gerald Schwarz
Druck und Bindung: Plump Druck & Medien GmbH, Rolandsecker Weg 33, 53619 Rheinbreitbach
Printed in Germany

Inhaltsverzeichnis

Textebene Geschichten von A – Z 133

Anhang:

Zur besseren Lesbarkeit wird im Text immer nur eine Geschlechterform verwendet. Um eine Geschlechterneutralität zu wahren, wird jeweils von der Therapeutin bzw. dem Patienten gesprochen. Selbstverständlich sind auch immer Personen des jeweiligen anderen Geschlechts gemeint.

Vorwort

1987 habe ich meine Ausbildung zur Logopädin abgeschlossen und zunächst in zwei logopädischen Praxen gearbeitet. Sehr schnell habe ich die Behandlung von Redeflussstörungen, insbesondere des Stotterns, als meinen Schwerpunkt herausgebildet.

1990 bin ich mit diesem Schwerpunkt in die Lehrlogopädie eingestiegen, habe den theoretischen und praktischen Unterricht im Fachbereich Stottern übernommen und auch selbst Patienten behandelt. Ich habe an mehreren Fortbildungen zur Behandlung des Stotterns bei Kindern, Jugendlichen und Erwachsenen teilgenommen.

In der Therapie von Stottern erwiesen sich sogenannte Modifikationstechniken aus den Nicht-Vermeidungs-Ansätzen und in manchen Fällen auch eine zusätzlich angebotene Fluency-Shaping-Technik am effektivsten. Insbesondere die „Stotterkontrolle" und das „Primäre Stottern", Modifikationstechniken aus der „Bonner Stottertherapie" nach Holger Prüß waren bei Patienten äußerst erfolgreich (Prüß 2005).

In der Begleitung von Schüler/inne/n gab es immer wieder Probleme, entsprechendes Therapiematerial – gerade für die Modifikationsphase – zu finden, insbesondere bei Patienten, die aufgrund bisher gemachter Erfahrungen sehr starke Lautängste entwickelt hatten und bei denen es sinnvoll war, die Lautbildung der betroffenen Laute genau zu erarbeiten.

Das folgende Therapiematerial kann auf verschiedenen sprachlichen Ebenen angewendet werden:
A: Laut- und Silbenebene, B: Wortebene, C: Satzebene, D: Textebene.

Die Erstellung dieser Sammlung ist ein Versuch, eine Lücke zu schließen und damit die Arbeit in der Therapiegestaltung etwas zu erleichtern.
Mir war dabei ein großes Anliegen, Humor in das Material zu integrieren, da Humor in der Therapie für alle Beteiligten eine starke Entlastung sein kann.

Ich kann mir gut vorstellen, dass diese Sammlung nicht nur in der Therapie von Stottern genutzt werden kann, sondern unter anderen Aspekten auch in Störungsbereichen wie z. B. Dysphonien oder Dysarthrophonien, gerade wenn in dem Bereich Artikulation gearbeitet wird. Auch bei der Behandlung von Dyspraxien und anderen Artikulationsstörungen wäre der Einsatz einzelner Übungsblätter denkbar.

Für das Zustandekommen dieser Übungssammlung möchte ich mich vor allem bei meinem Lebenspartner Gerald Schwarz für das Erstellen der Sagittalschnitte und Mundbilder bedanken.
Des Weiteren bedanke ich mich bei der Fachlektorin des Schulz-Kirchner Verlages, Prof. Dr. Claudia Iven, für ihre konstruktive Kritik und ihr großes Engagement. Ohne die Ermutigung und Unterstützung in Form von positiven Rückmeldungen der Schüler/innen der Schule für Logopädie in Gießen (Kurse: LOG V – LOG XX) und meiner Ex-Kolleginnen, insbesondere Sabine Baumeister, Mareike Heuser, Jutta Tietz und Alida Zuidhof, wäre es nicht zu dieser Übungssammlung gekommen.

Ich wünsche allen Benutzern viel Spaß beim Gebrauch!

Antje Platt

Hinweise zum Gebrauch des Übungsbuches

Diese Übungssammlung wurde primär für die Behandlung von stotternden älteren Kindern, Jugendlichen und Erwachsenen mit gut entwickelten Lesefähigkeiten erstellt. Sie ist gedacht als Arbeitsmaterial für Therapeutinnen und stotternde Menschen, die sich für eine Therapie nach einem Nicht-Vermeidungs-Ansatz entschieden haben.
In der Literatur ist der Nicht-Vermeidungs-Ansatz auch unter der englischen Bezeichnung Non-Avoidance-Therapy bekannt. Als Begründer dieser Therapieform gilt Charles van Riper. Sein Grundgedanke ist, dass ein stotternder Mensch nicht lernen muss, flüssig zu sprechen, sondern er soll lernen, eine neue Art und Weise zu finden, auf das drohende bzw. bereits aufgetretene Stotterereignis zu reagieren. Er soll lernen, einfach und locker, ohne Anstrengung und Vermeidung zu stottern. Der Patient wird bestärkt im offenen Umgang mit dem Stottern, was auch bedeutet, dass die Bereitschaft zur direkten Auseinandersetzung mit dem Stottern Voraussetzung für die Nicht-Vermeidungs-Therapie ist.

Van Riper integriert in seine Therapieform Aspekte der Lerntheorie, der Servotheorie und Prinzipien der Psychotherapie (van Riper 2016).

Die Veränderung im Umgang mit der Stottersymptomatik vollzieht sich auf verschiedenen Ebenen: Sprechmotorik (Kraftaufwand, Sprechtempo usw.), Sprechen (Aufschub- und Vermeideverhalten*, Gebrauch von Synonymen usw.), Kommunikation (Abwenden des Blickkontaktes usw.), Sozialverhalten und auch Kognition (Wendlandt 1992).

Weitere Vertreter dieser Therapieform sind z. B.: Wolfgang Wendlandt (1992), Andreas Starke (1996) und Hartmut Zückner (2004).
Für die Behandlung von Kindern nach dem Nicht-Vermeidungs-Ansatz möchte ich als Beispiele Carl Dell, Peter Schneider und Patricia Sandrieser erwähnen (Dell 1994, Sandrieser & Schneider 2004).

Die Bonner Stottertherapie nach Holger Prüß kann eingeschränkt ebenfalls dazu gezählt werden. Dieses Therapiekonzept vereinigt das Nicht-Vermeidungs-Konzept mit dem Fluency-Shaping-Konzept zu einer umfassenden Therapieform (Prüß 2005).

Als Vertreter dieser kombinierten Vorgehensweise kann auch die Kasseler Stottertherapie angeführt werden (KST-Multimedia-CD 2007).

Ich beschränke mich darauf, hier nur einige Vertreter des Nicht-Vermeidungs-Konzeptes beziehungsweise Vertreter eines Konzeptes, die eine Kombination von Nicht-Vermeidungs-Ansatz und Fluency-Shaping-Ansatz anwenden, zu nennen.
Die dieser Übungssammlung zugrunde liegende Arbeit am Stottern orientiert sich dementsprechend hauptsächlich an den Therapiephasen des Nicht-Vermeidungs-Konzepts:

1. IDENTIFIKATION:
   Das genaue Kennenlernen, Klassifizieren und Analysieren der Grund- und Begleitsymptome des Stotterns
2. DESENSIBILISIERUNG:
   Abbau von Angst bzw. anderen negativen Emotionen, die in Verbindung mit dem Stottern stehen; Enttabuisierung des Stotterns, Abbau von Vermeidung, Aufbau von Akzeptanz und Persönlichkeitsstärkung
3. MODIFIKATION:
   Verändern und Verlernen der gewohnheitsmäßigen Vermeidungs- und Anstrengungsreaktionen und dann das Erlernen einer neuen flüssigen und weniger auffälligen Art des Stotterns
4. STABILISIERUNG, GENERALISIERUNG UND TRANSFER:
   Das konsequente Anwenden bzw. das Aufrechterhalten der veränderten bzw. neu erworbenen Sprech- und Verhaltensmuster

(in Anlehnung an van Riper 2016, Starke 1996, Prüß 2005)

Die vorliegende Übungssammlung soll sowohl für Therapeutinnen als auch für Patienten eine Arbeitserleichterung in der MODIFIKATIONSPHASE auf der Ebene der Sprechmotorik und des Sprechens darstellen. Es geht darum, das bisher gezeigte Stotterverhalten dahin gehend zu verändern, dass die Anstrengungs- und Vermeidungsreaktionen vor

*Das Aufschub- und Vermeideverhalten zeigt sich ebenfalls auf anderen Ebenen, z.B.: Sozialverhalten – Vermeidung bestimmter Situationen bzw. Personen

bzw. während eines Stotterereignisses der „normalen“ Sprechweise angenähert werden können. Dies bedarf eines sehr hohen und intensiven Übungs- bzw. Arbeitsaufwands.
Die ausgesuchten Modifikationstechniken (Beispiele für Auswahlmöglichkeiten siehe unten), die eine flüssigere, anstrengungsfreiere Form des Stotterns ermöglichen, müssen konsequent und intensiv geübt werden, damit das neu erworbene Muster eine Chance hat, verinnerlicht zu werden und sich schließlich zu automatisieren.

Beispiele für Modifikationstechniken

■ Nachbesserung

Nach Charles van Riper beinhaltet die Nachbesserung folgende Schritte (van Riper 2016): Das gestotterte Wort wird ausgesprochen. Danach folgt eine absichtliche Pause von mindestens 3 Sekunden. Die Pause dient der Entspannung und Beruhigung und lerntheoretisch gesehen der Nichtverstärkung der bisher erbrachten Bemühungen, keine Unterbrechung im Redefluss entstehen zu lassen. Dann erfolgen die pantomimische Reproduktion des gestotterten Wortes und anschließend eine pantomimische veränderte, flüssigere Version. Abschließend kommt es zur offenen Nachbesserung, d. h. die modifizierte Form wird mit normaler Lautstärke ausgesprochen.
Einige Vertreter dieser Therapieform haben die Nachbesserung, die auch als Vorübung für den Pull-Out gesehen werden kann, in der Praxis dahin gehend verändert, dass der Ablauf verkürzt wird. Eine Variante kann sein: gestottertes Wort und Füllen der Pause mit der Variation in Zeitlupenform (van Riper 2016, Starke 1996, Ham 2000, Zückner 2004).

■ Pull-Out

Pull-Out heißt übersetzt Herausziehen. Es geht um die Befreiung aus Blockierungen, Fixierungen, Tremoren, laryngealen Verschlüssen und klonischem Verhalten, also um die Modifikation des Stotterns, während es auftritt. Sobald der Stotternde bemerkt, dass er sich in einem Stotterereignis befindet, muss er versuchen, möglichst schnell wieder die Kontrolle über den Sprechablauf zu gewinnen. Das kann dadurch geschehen, dass im Stotterereignis sofort angehalten wird. Das heißt die Artikulationsstellung wird beibehalten, sozusagen eingefroren (freezing). Durch diesen Stillstand kommt es zum Spannungsabbau bzw. zur Verminderung der Geschwindigkeit bei klonischen Symptomen („Loslassen“). Es soll so weit losgelassen werden, dass es möglich wird, aus dem Stillstand heraus eine glatte, langsame und kraftvolle Bewegung durchzuführen. Bei der Bildung von Vokalen kommt hierbei auch der sogenannte „Vocal fry“ (das „Stimmbruzzeln“ – Stimmeinsatz mit Unterspannung) zum Einsatz (van Riper 2016, Starke 1996, Ham 2000, Zückner 2004).

■ Primäres Stottern

Das Primäre Stottern ist vergleichbar mit den physiologischen Unflüssigkeiten von kleinen Kindern (ca. 3- bis 5-Jährigen). Das individuelle Stotterverhalten soll auf ein klonisches, primäres Stottern zurückgeführt werden, d. h. lockere, anstrengungsfreie Wiederholungen von Teilwörtern in gleichmäßiger und normaler Geschwindigkeit ohne Druckverstärkung, keine Verwendung des Schwa-Lautes und keine Begleitsymptomatik wie z. B. Mitbewegungen, Vermeidung, Aufschub oder Starthilfen. Die Wiederholungen sollen so lange produziert werden, bis sich die Spannung abgebaut hat und lockere Wiederholungen möglich sind. Während des Ausführens dieser Technik soll der Blickkontakt eingehalten werden. Die Übungsschritte kurz zusammengefasst: Symptomwahrnehmung → Registrierung → Pause → Blickkontakt → Primäres Stottern (Prüß 2005).

■ Stotterkontrolle

Bei der Anbahnung der Stotterkontrolle gilt es folgende Schritte zu beachten:

- vor dem betreffenden Wort eine Pause machen
- mit sehr leisem und weichem Stimmeinsatz beginnen
- den Anfangslaut (Vokale und dehnbare Konsonanten) ca. 1 Sekunde dehnen und das Stimmvolumen langsam steigern, bei nicht dehnbaren Konsonanten (z. B. Plosiven) wird der Konsonant nur „angedeutet“ gesprochen, d. h. klein und weich mit leichten Kontakten der Artikulationsorgane, und der anschließende Vokal wird ca. 1 Sekunde gedehnt
- Blickkontakt halten
- natürliche Betonung beachten

Beispiel: iiiich, ffffinden, (k)aaaaann
(vgl. Prüß 2005).

■ Prolongationen

Bei dieser Technik geht es darum, eine Blockierung, die der Patient gerade aufbaut, zu verhindern bzw. die Technik prophylaktisch zu gebrauchen, um keine Blockierung entstehen zu lassen. Das Vorgehen ist vergleichbar mit dem Vorgehen bei der Stotterkontrolle nach Prüß. Der „gefürchtete“ Laut am Wortbeginn wird ca. ½ Sekunde gedehnt, die Bewegung zum nachfolgenden Laut wird verlangsamt und es wird mit leisem, weichem Stimmeinsatz gesprochen (Zückner 2004).

Die Auswahl der Modifikationstechnik orientiert sich an verschiedenen Kriterien:

- Wie ist die Akzeptanz der Technik bzw. ist damit zu rechnen, dass sie auch konsequent zur Anwendung kommt?
- Welche Technik lässt sich vom Patienten gut erlernen?
- Welche Technik erweist sich wirklich als hilfreich?
- Welche Technik beherrscht die Therapeutin besonders gut, um die Modellfunktion richtig übernehmen zu können?

Wer sich dazu entschieden hat, nach den Therapiephasen IDENTIFIKATION, DESENSIBILISIERUNG und MODIFIKATION des Nicht-Vermeidungs-Ansatzes zusätzlich noch Elemente aus dem Fluency-Shaping-Ansatz einzusetzen, kann diese Übungssammlung auch für das Training einer Fluency-Shaping-Technik verwenden.

Das Ziel der FLUENCY-SHAPING-TECHNIK ist, die gesamte Sprechweise zu verändern, also eine flüssige, kontrollierte Sprechweise aufzubauen, um Stottern zu verhindern. Hinter dem Fluency-Shaping-Konzept steht sozusagen eine nahezu gegensätzliche Sichtweise zu der des Nicht-Vermeidungs-Ansatzes. Bei diesem Konzept wird davon ausgegangen, dass durch die erworbene Sprechflüssigkeit alle Begleitsymptome, egal ob Anstrengung, Vermeidung oder auch Ängste, von selbst verschwinden (Ham 2000).
Trotzdem kann es für sehr stark stotternde Menschen hilfreich sein, neben den Modifikationstechniken noch eine Fluency-Shaping-Technik zur Verfügung zu haben, mit der sie gewisse Sprechsituationen (z. B. eine Rede halten) besser kontrollieren können.

Die Technik, die z. B. in der Bonner Stottertherapie nach Prüß zur Anwendung kommt, ist die Stufensprechweise. Auch das Erlernen dieser Technik erfordert vom Patienten einen sehr hohen Übungsaufwand.
In dieser Sprechkontrollierungstechnik, der sogenannten Stufensprechweise, werden folgende Kriterien beachtet:

- leiser, weicher Stimmeinsatz
- verlangsamtes Sprechtempo
- gedehntes Sprechen
- gebundenes Sprechen
- fraktioniertes Sprechen
- Zwerchfell-Bauch-Atmung

Ziel ist eine allmähliche Annäherung an eine natürliche Sprechweise (Prüß 2005).

Aufbau der Übungssammlung

Um die Übungen möglichst intensiv und damit auch effektiv werden zu lassen, wurde folgende Untergliederung gewählt:

1. Laut- und Silbenebene
2. Wortebene
3. Satzebene
4. Textebene

Wie die Übungen eingesetzt werden können, wird im Folgenden kurz beschrieben.

Für jede Sprechebene gibt es Übungsblätter mit den im Deutschen vorkommenden Lauten in der Anlautposition, also alle Vokale, Diphthonge und Umlaute sowie alle Konsonanten und Konsonantenverbindungen.
Die Auswahl der Laute und die Übungsintensität sind abhängig von den bereits entwickelten Lautängsten des Patienten und den daraus folgenden Ankämpfreaktionen. Die Frage lautet dementsprechend: Hat sich der Patient aufgrund bisher gemachter Erfahrungen mit seinem Stottern selbst ein Regelsystem erstellt, das besagt, dass bestimmte Laute nur gestottert produziert werden können? Welche Laute sieht der Patient nach diesem subjektiv erstellten Regelsystem als „stotterauslösend“ für sich an? Bzw. welche Laute sehe ich als Therapeutin als „Stolpersteine“ für den Patienten an? Hierzu hat man in der Diagnostikphase schon einige Hinweise erhalten.
Bei dem Bewusstmachen der Lautbildung, dem Verdeutlichen des motorischen Modells, geht es hier nicht um Artikulationsübungen, sondern eher um die Demonstration von Veränderbarkeit durch den Einsatz von Modifikationstechniken, die daraus resultierende Kontrolle und die Eigenverantwortlichkeit.
Da es sich bei Stottern um ein Koordinationsproblem der Systeme Atmung, Stimme und Artikulation handelt, ist es wichtig, die Komplexität der Übungen allmählich zu steigern, indem die verschiedenen Ebenen (Laut- und Silbenebene, Wortebene, Satz-

ebene und Textebene) angesprochen werden. Gerade die Lautübergänge, also der damit verbundene Bewegungswechsel der Artikulationsorgane, sowie der adäquate Einsatz des Stimmapparates sind für den stotternden Menschen eine große Herausforderung und mit bisher häufig erlebten „Fehlschlägen“ besetzt.
Durch die ständige konsequente Konfrontation mit den angstbesetzten Lauten und dem Spannungsabbau durch die Anwendung der Modifikationstechnik kann ein weiterer Angstabbau erfolgen, womit wiederum deutliche Aspekte der DESENSIBILISIERUNGSPHASE integriert werden können.
Der Text „Entdecken Sie Balbutien“ könnte als sogenannte Erfolgskontrolle genutzt werden, indem man ihn vor Einstieg in die Modifikationsphase und am Ende der Modifikationsphase lesen lässt und vergleicht.

1. Laut- und Silbenebene

Inhalt: Sagittalschnitt der Bildung des betreffenden Lautes, Mundbilder, Übungsblätter mit einem „Schlüsselwort“ sowie Einzellauten, Einsilber und Mehrsilber ohne Bedeutung mit dem entsprechenden Laut in Initialposition

Auf der Laut- und Silbenebene steht die Schulung der propriozeptiven Wahrnehmung im Vordergrund. Orientiert am Bedarf des Patienten soll auf dieser Ebene die Bildung der Einzellaute genau erarbeitet werden:

- Wo ist die Zunge?
- Wie ist die Kieferstellung?
- Welche Beteiligung haben die Lippen?
- Wie ist der Druck- bzw. der Kraft- und Spannungsaufwand?
- Wie ist die Luftstromführung?
- Gibt es einen Unterschied zwischen flüssigen und gestotterten Produktionen?
- Worin besteht der Unterschied?

Um diese Fragen beantworten zu können, ist es sinnvoll, das Pseudostottern, das aus der Desensibilisierungsphase schon hinreichend bekannt ist, und das Zeitlupensprechen einzusetzen. Des Weiteren soll der Patient befähigt werden, zwischen harten, festen und weichen Stimmeinsätzen zu unterscheiden, um auch später den gewünschten weichen Stimmeinsatz zu gebrauchen.

In der Regel müssen nicht alle Laute so erarbeitet werden, sondern es reicht aus, einzelne Laute bzw. Lautgruppen beispielhaft vorzustellen. Der nächste Schritt ist dann die Lautverbindung auf Silbenebene. Welche Bewegung ist in welcher Art und Weise erforderlich, um zum nächsten Laut zu kommen?

Die Silbengebilde sind von unterschiedlicher Komplexität. Im Gegensatz zur anschließenden Wortebene tragen sie keine Bedeutung. Die Wahrscheinlichkeit ist sehr hoch, dass der Patient hierbei noch nicht so stark von negativen Erfahrungen gesteuert ist und daher seine Aufmerksamkeit voll auf die Anwendung der Modifikationstechniken richten kann.
Zur Veranschaulichung der Lautbildung, auch der abweichenden/auffälligen, können die Abbildungen der jeweiligen Sagittalschnitte genutzt werden.

! **Tipps zur Durchführung:**
Anwenden von Pseudostottern, Zeitlupensprechen und Pseudotechnik
Abwechselndes Lesen der Listen (Therapeutin und Patient) und anschließendes gegenseitiges Beurteilen bzw. Beschreiben der entsprechenden Kriterien
Dabei kann durch die Therapeutin immer wieder die Modellfunktion eingenommen werden. Um die Kriterien noch stärker zu verdeutlichen, können von der Therapeutin auch absichtliche Fehler eingebaut werden.

2. Wortebene

Inhalt: Wortlisten mit Ein-, Zwei- und Mehrsilbern mit entsprechendem Laut in Initialposition, Reimwörter, Liste mit Namen von Bundespräsidenten und -kanzlern, Staaten der EU und deren Hauptstädte

Gelingt es dem Patienten auf der Laut- und Silbenebene, die Vorübungen zur ausgewählten Modifikationstechnik bzw. die Modifikationstechnik selbst sicher einzusetzen, kann der Übergang auf die Wortebene erfolgen. Die Wortlisten sind nach steigender Komplexität ausgerichtet (Einsilber, Zweisilber und Mehrsilber) und berücksichtigen verschiedene linguistische, koartikulatorische Aspekte (z. B.: Vokallänge – lang oder kurz? Vokalart: offen oder geschlossen?)

Anmerkung:
Die Übungssammlung unterliegt hierbei nicht dem Anspruch auf Vollständigkeit – insbesondere was die Auswahl der Reimwörter betrifft.

Die Listen müssen nicht alle in der Therapiesitzung bearbeitet werden. Auch diese Auswahl sollte ganz individuell für den Patienten erfolgen. Um die Übungsintensität zu gewährleisten, wäre es gut, alle Wortlisten als Hausaufgabe zu bearbeiten.

!	**Tipps zur Durchführung:**
	Eventueller Einsatz von Pseudostottern und Pseudotechnik, siehe Laut- und Silbenebene
	Die Reimwörter können auch als Übergang für die folgende Satzebene genutzt werden. Es bieten sich dabei Satzergänzungen an – Therapeutin und Patient haben ein Übungsblatt Reimwörter. Th. beginnt: „Theodor ist krank." Pat. ergänzt: „Er schläft auf einer Bank."

3. Satzebene

Inhalt: Übungsblätter mit Sätzen, bei denen ein entsprechender Laut in Initialposition gehäuft auftritt

Gelingt es dem Patienten auf der Wortebene, die Modifikationstechnik, also eine veränderte, anstrengungsfreiere, flüssigere Form des Stotterns, sicher einzusetzen, kann der Übergang auf die Satzebene erfolgen.

Das Vorgehen auf der Satzebene kommt dem Vorgehen auf der Wortebene gleich. Auch hier kann in der Therapiesitzung eine am Patienten orientierte, individuelle Auswahl getroffen werden und die übrigen Übungsblätter sollten eine Hausaufgabe sein.

Auf der Satzebene kann dann auch das Üben einer Fluency-Shaping-Technik beginnen, wenn es für den Patienten relevant erscheint.

!	**Tipps zur Durchführung:**
	Anwendung von Pseudostottern und Pseudomodifikation
	Ein erleichterter Einstieg kann die Bildung von Lückensätzen sein (siehe Wortebene/Reimwörter).
	Auf Satzebene kann das Einüben einer Fluency-Shaping-Technik beginnen.

4. Textebene

Inhalt: Übungsblätter mit Texten, in denen ein entsprechender Laut in Initialposition gehäuft auftritt (A – Z, Vokale, Frikative und Plosive, sowie ein Text, der in indirekter Form Stottern zum Thema hat und keine bestimmten Laute in der Initialposition enthält: „Entdecken Sie Balbutien")

Dieser Text kann auch als Einstieg in die Modifikationsphase genutzt werden. Für manche stotternden Menschen könnte er eine Motivationshilfe sein. Zum anderen könnte der Text, wie oben bereits erwähnt, auch als eine Art „Erfolgskontrolle" dienen, indem er vor und nach der Modifikationsphase gelesen wird und dann verglichen werden kann.

Gelingt es dem Patienten auf der Satzebene, die Modifikationstechnik bzw. die eventuell später noch zusätzlich erworbene Fluency-Shaping-Technik sicher einzusetzen, kann der Übergang auf die Textebene erfolgen. Auf dieser Ebene ist natürlich ein abwechselndes Lesen nicht mehr sinnvoll, es sei denn, dass man die Übung erleichtern möchte und den Text in einzelne Abschnitte unterteilt.
Als Hausaufgabe sollten wieder alle Texte genutzt werden. Um den Transfer zu erleichtern, kann man mit dem Patienten auch vereinbaren, die Geschichten jemandem vorzulesen, also eine Form des In-vivo-Trainings, oder frei zu erzählen und dabei die Techniken anzuwenden – gegebenenfalls auch unter Einsatz von Pseudostottern.

Allgemeine Therapieprinzipien:

- Die individuellen Fähigkeiten und Interessen des Patienten sollten bei der Auswahl der einzelnen Übungen beachtet werden.

- Nicht die Perfektion sollte im Vordergrund stehen, sondern eher eine gewisse Form von Leichtigkeit und Humor.

- Lachen ist erlaubt, jedoch kein Auslachen.

- Zur Schulung der Fremd- und Eigenwahrnehmung (sowohl der des Patienten als auch der der Therapeutin) sollten immer wieder Ton- bzw. Videoaufnahmen gemacht werden.

- Die Wichtigkeit der Hausaufgaben beachten, um auch die Transferleistungen zu unterstützen.

Zur Unterstützung der Transferleistungen scheint das In-vivo-Training unerlässlich! Alle erwähnten Autoren / Stottertherapeuten legen in ihrer Therapie großen Wert auf das Telefontraining und die In-vivo-Therapie.
Die vorliegende Übungssammlung kann als Vorbereitung auf das In-vivo-Training gesehen werden. Die Präsentation der Hausaufgaben vor einem Sozialpartner kann ein erster Schritt sein. Je nach Stand der Therapie ist es auch möglich, einzelne Übungen mit dem Patienten dahin gehend abzuwandeln, dass sie auch außerhalb des „geschützten" Therapieraumes zur Anwendung kommen können.

Weitere Maßnahmen ergeben sich aus der Therapiephase: STABILISIERUNG; GENERALISIERUNG UND TRANSFER (van Riper 2016, Starke 1996, Zückner 2004, Prüß 2005).

Wie bereits im Vorwort erwähnt ist der Einsatz einzelner Übungsblätter auch bei folgenden Störungsbildern möglich:

- Artikulations- bzw. Aussprachestörungen
- zentral bedingten Artikulations- und Stimmstörungen:
  - Dysarthrien bzw. Dysarthrophonien
  - Dyspraxien
- Stimmstörungen (Dysphonien), wenn die Artikulation auch Auswirkung auf die Stimmbildung hat

Laut- und Silbenebene

Ideen für Übungen auf Laut- und Silbenebene

- Primäres Ziel: Schulung der propriozeptiven Wahrnehmung
- Laute pantomimisch darstellen und gegenseitig erraten
- Dialog in Laut- oder Silbensprache führen
- Zeitlupensprechen
- Ton- oder Videoaufnahmen

Anmerkung:

Bei der Zuordnung der Diphthonge au, ei und eu habe ich die schriftsprachlichen Kriterien beachtet und nicht die lautsprachlichen, weil ich bei der praktischen Anwendung häufig Irritationen auf Seiten des Patienten/der Patientin erlebt habe. z. B.: [eu] ist [e] zugeordnet und nicht [o], obwohl es [oi] gesprochen wird)

A a

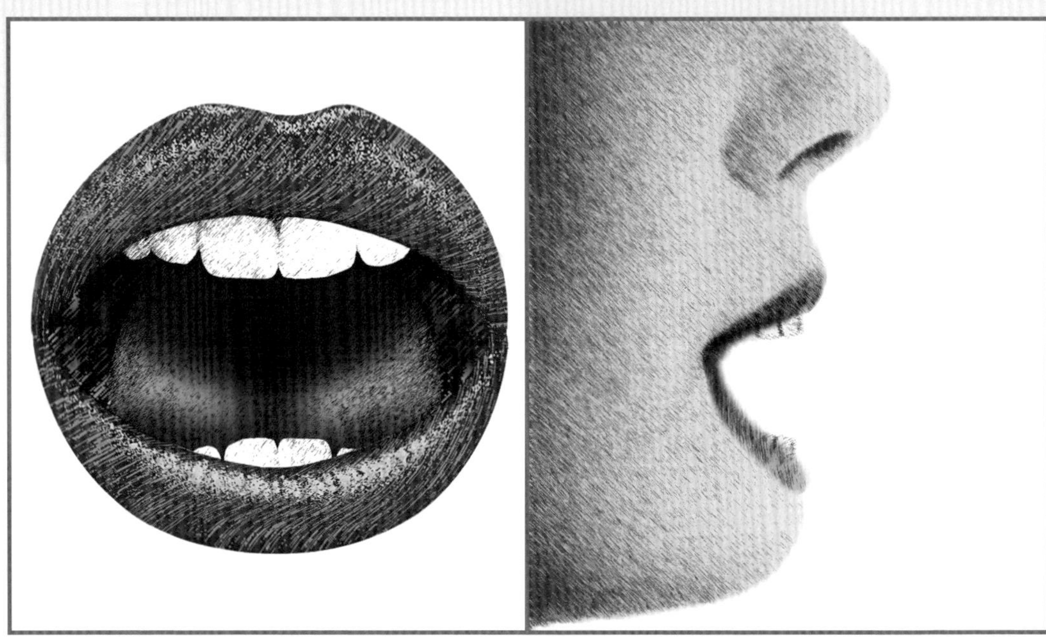

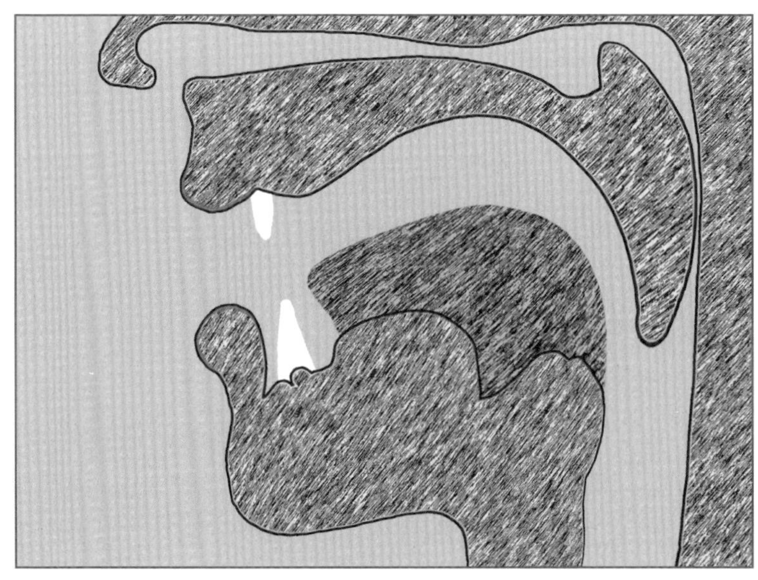

Lautbildung

Heller, stimmhafter Vorderzungenvokal
Grad der Öffnung: offen, mittlerer Kieferwinkel
Lippen: ungerundet, leichte Breitspannung
Zunge: flach und breit im Unterkiefer

(vgl. Wängler 1968)

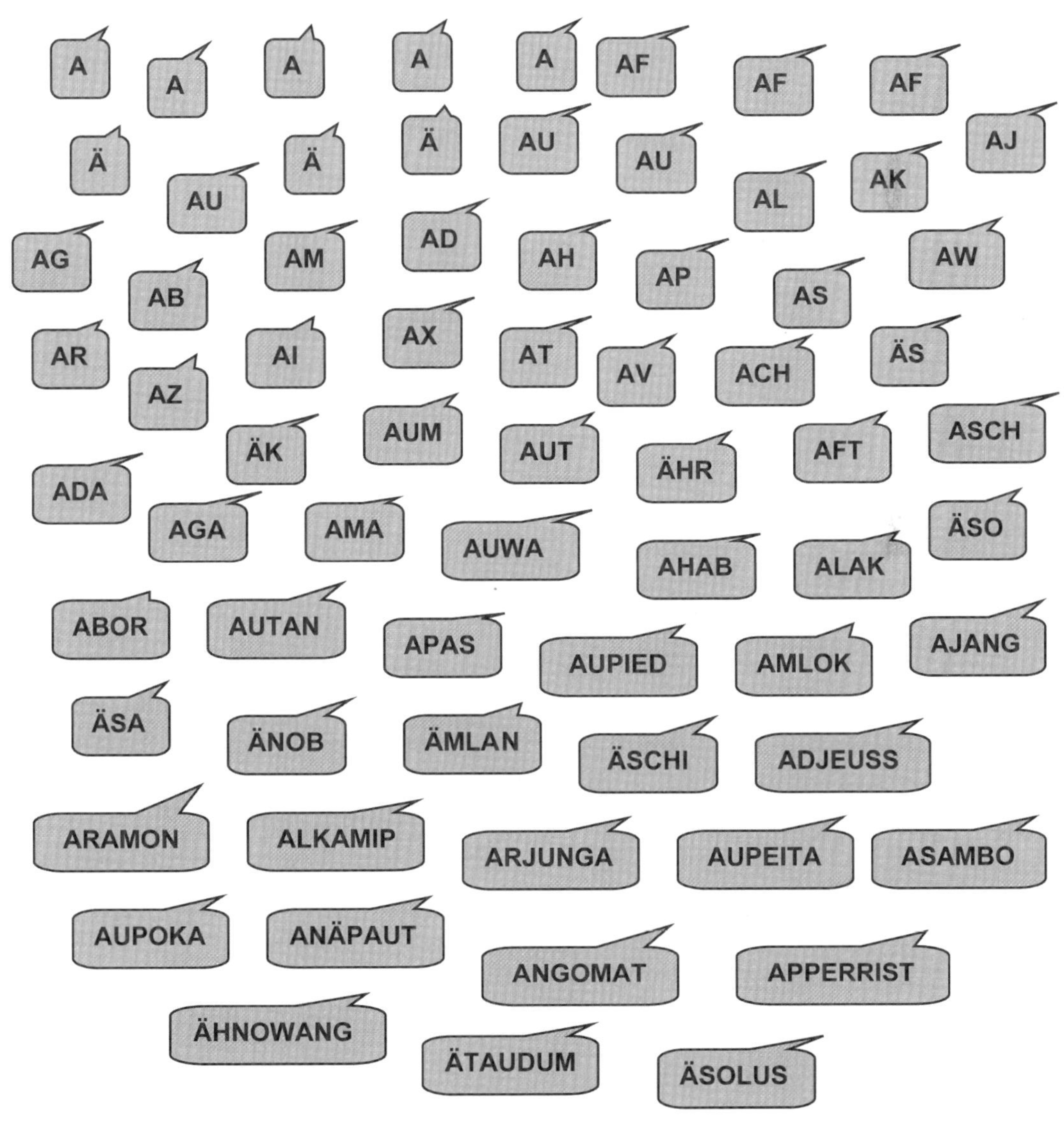

B b

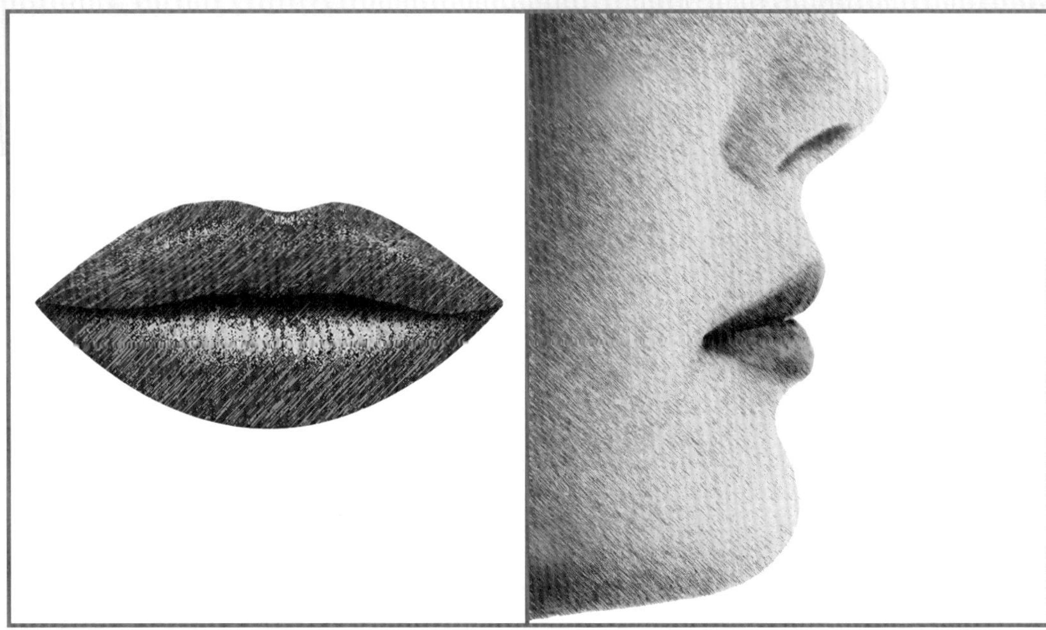

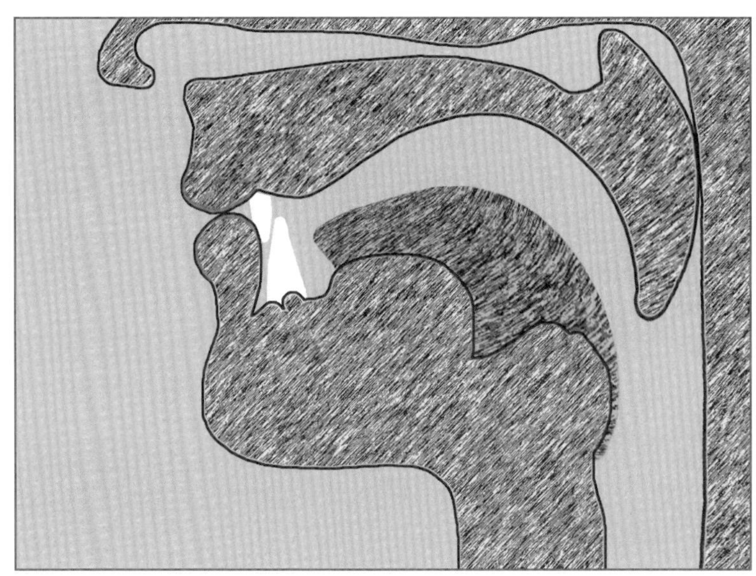

Lautbildung

Konsonant
Artikulationsart: Plosiv (Verschlusslaut)
stimmhaft
Artikulationsort: bilabial, Lippenverschluss, leichte Absenkung der ganzen Zunge
(vgl. Wängler 1968)

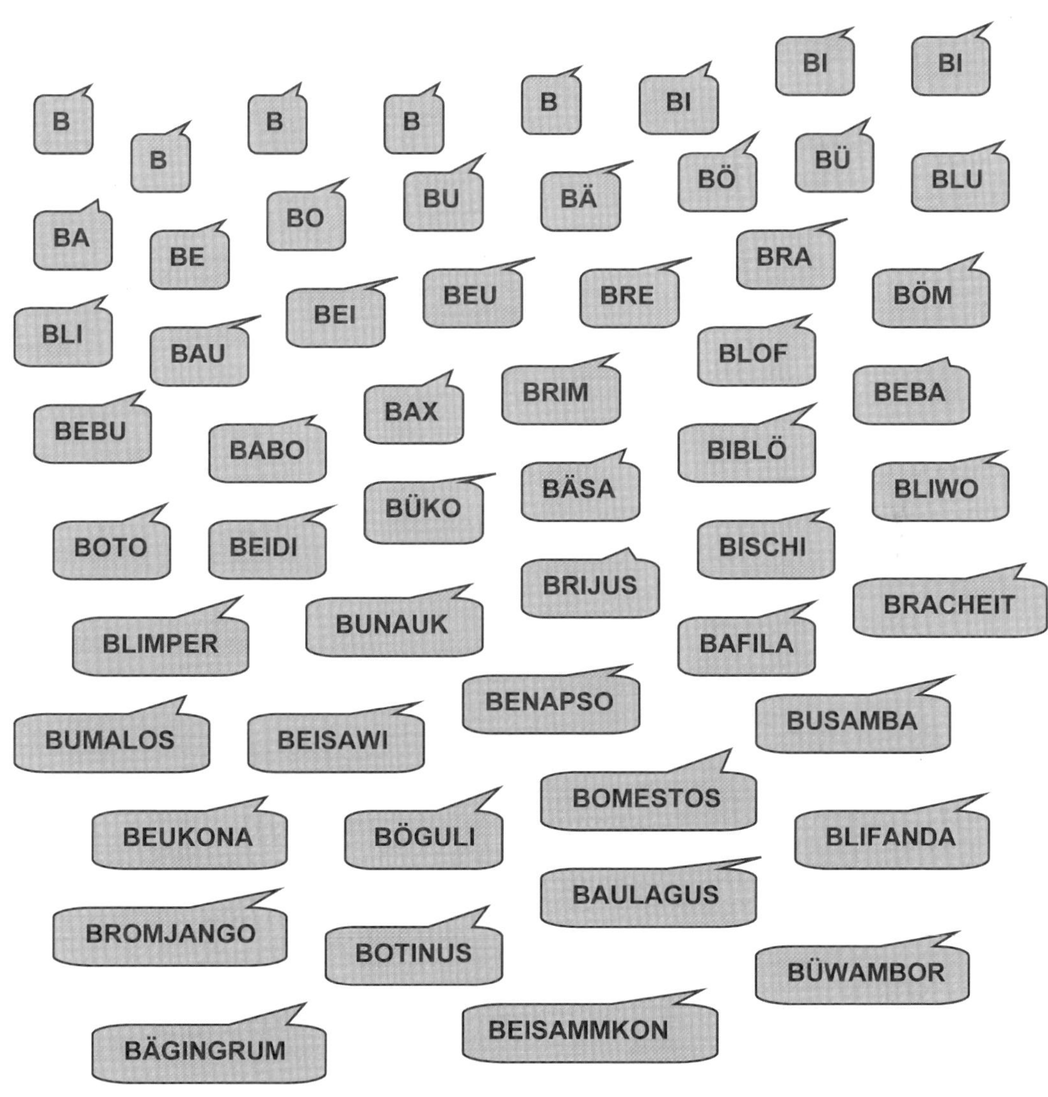

D d

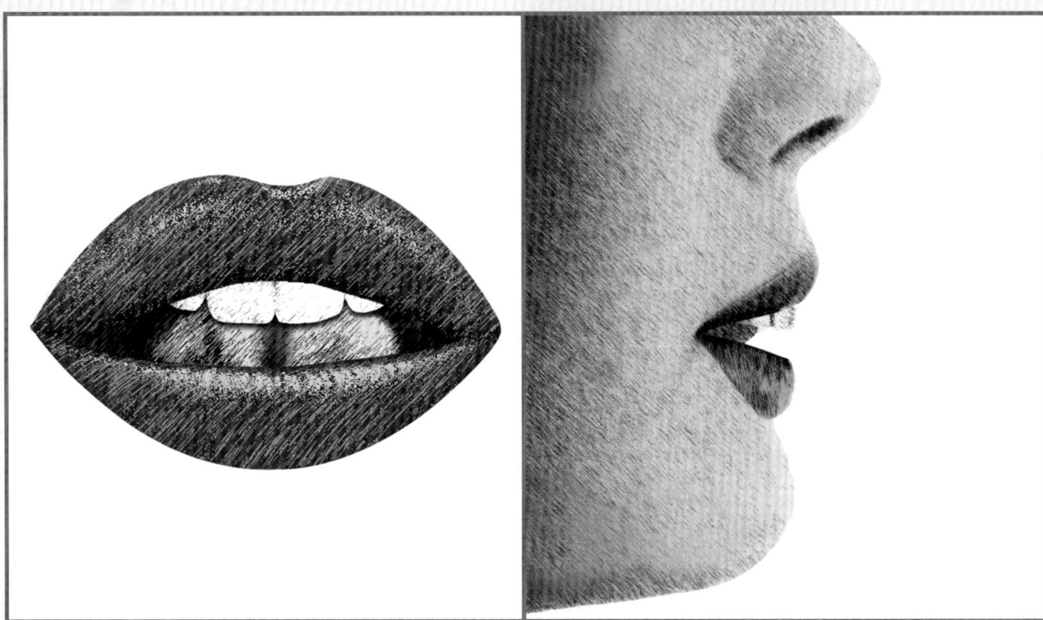

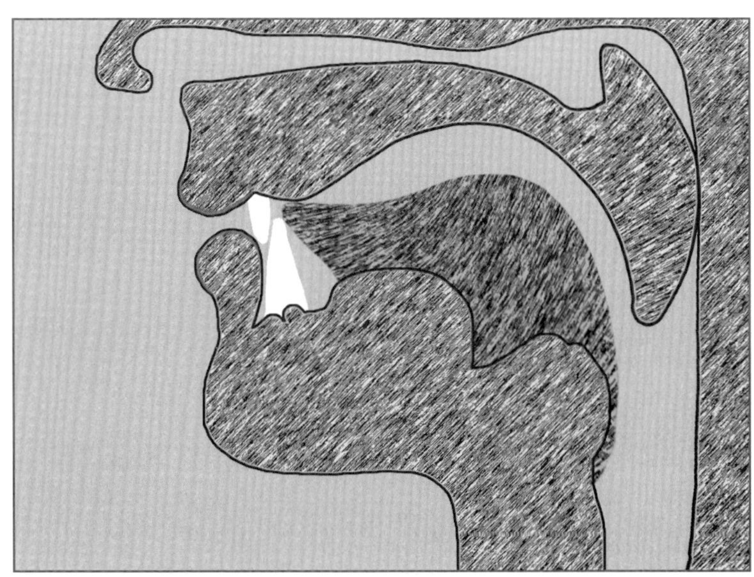

Lautbildung

Konsonant

Artikulationsart:	Plosiv (Verschlusslaut) stimmhaft
Artikulationsort:	alveolar – Zungenspitze am oberen Zahndamm, leicht geöffnete Lippen, geringer Kieferwinkel

(vgl. Wängler 1968)

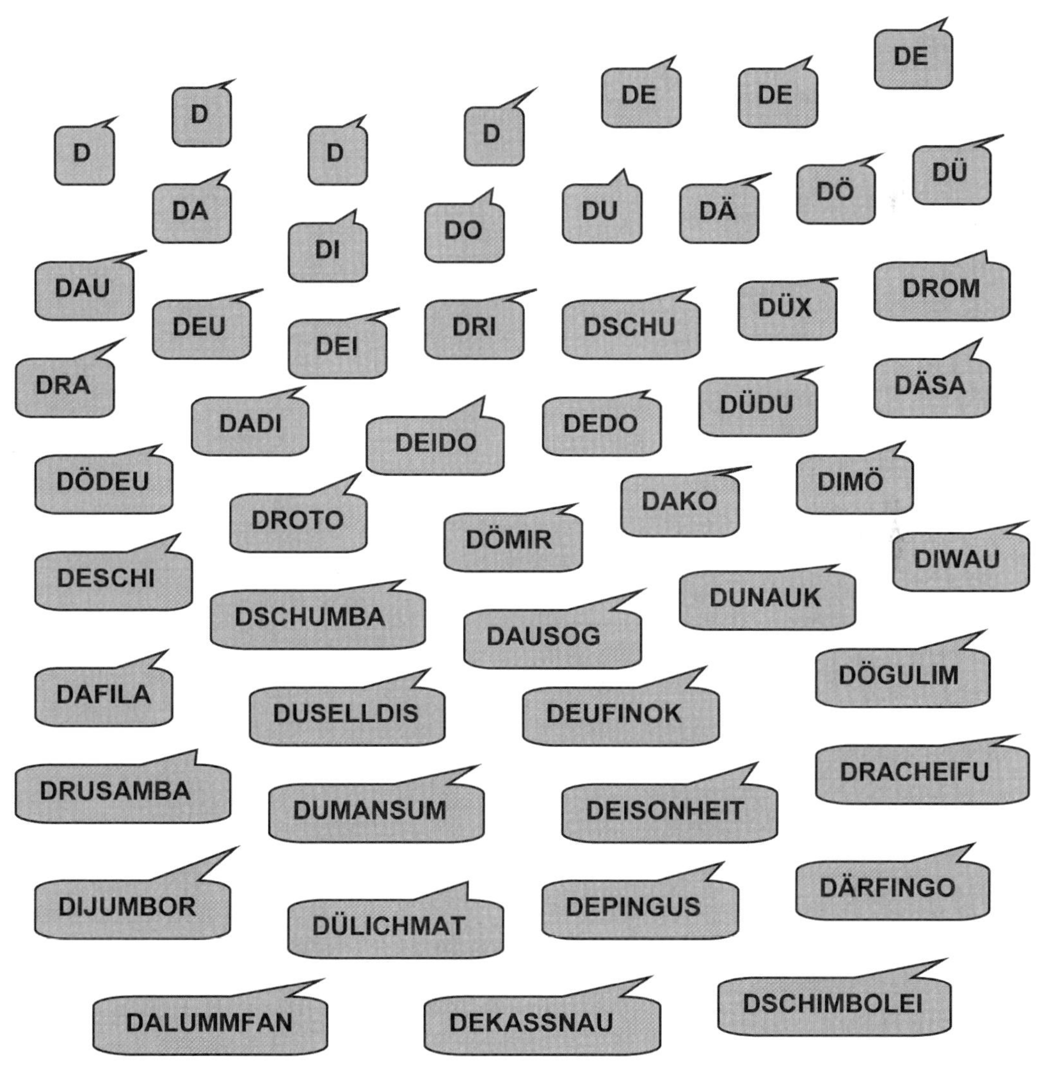

E e

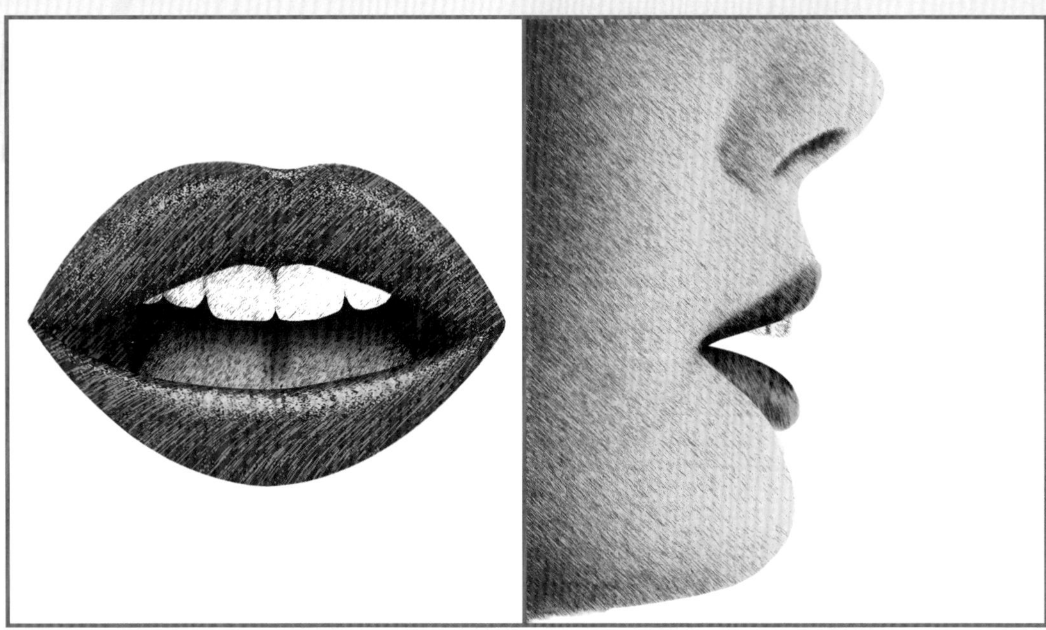

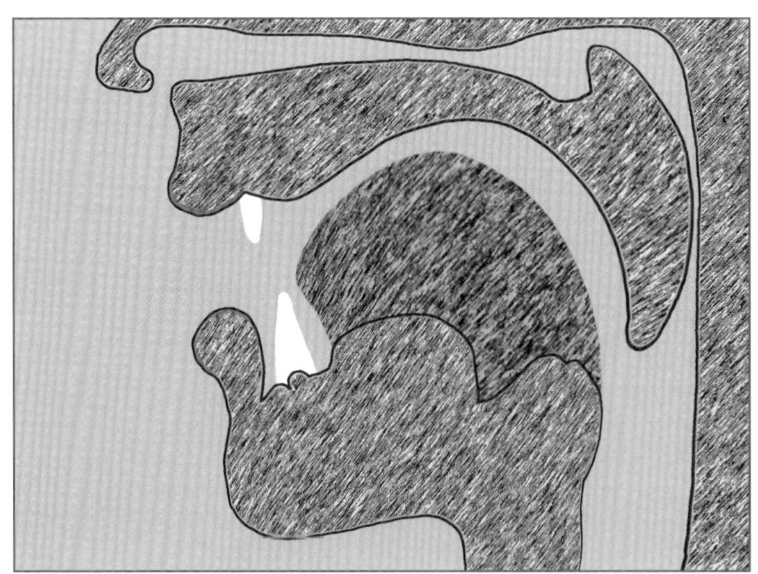

Lautbildung

Heller, stimmhafter Vorderzungenvokal
Grad der Öffnung: halb geschlossen, geringe Mundöffnung
Lippen: ungerundet, breit gespannt
Zunge: Zungenspitze am unteren Zahndamm,
Zungenrücken gewölbt, sagittale Rinnenbildung
(vgl. Wängler 1968)

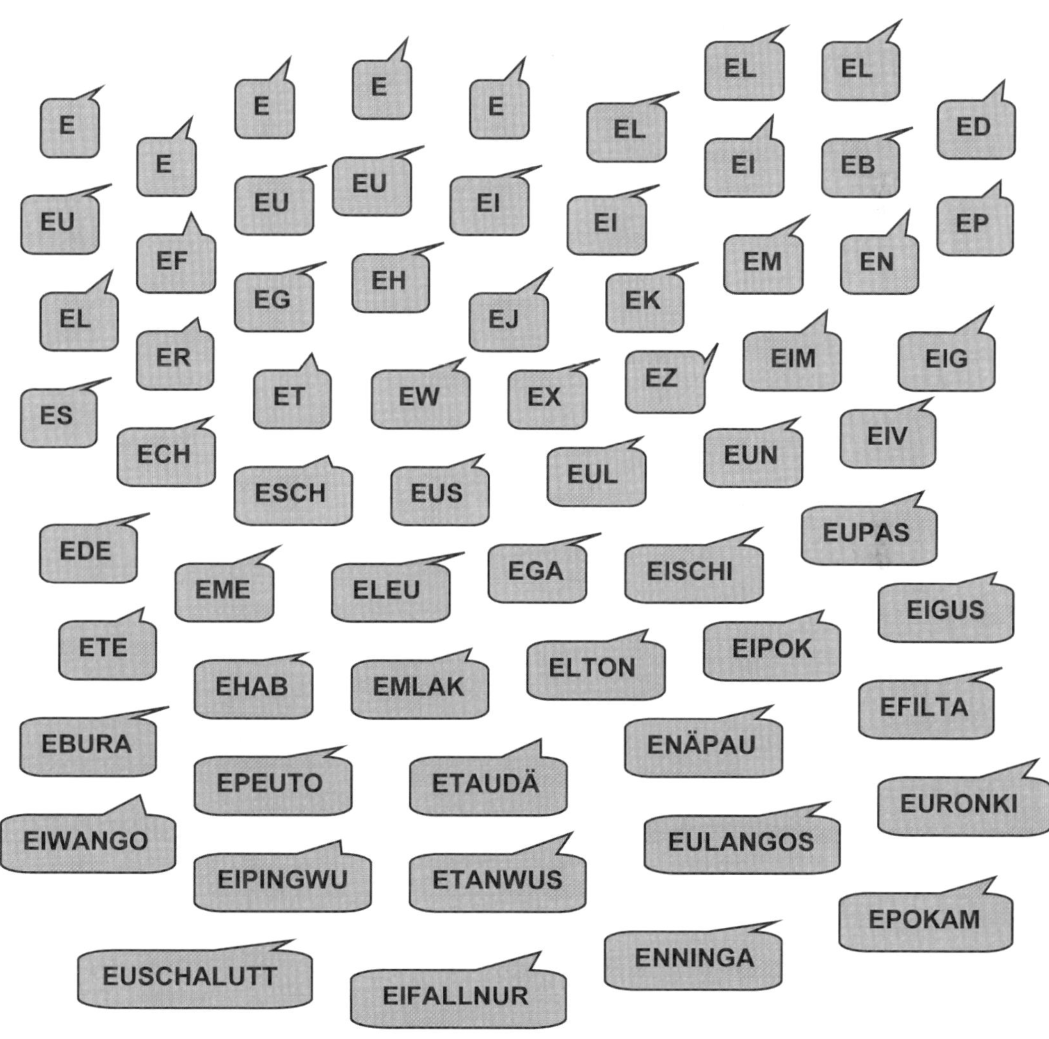

F f

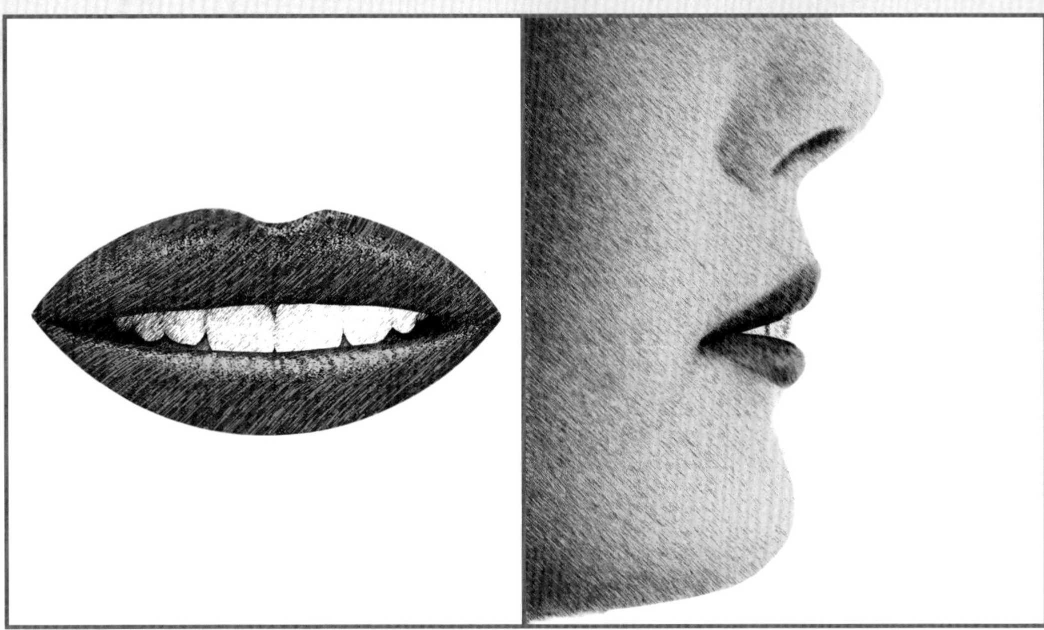

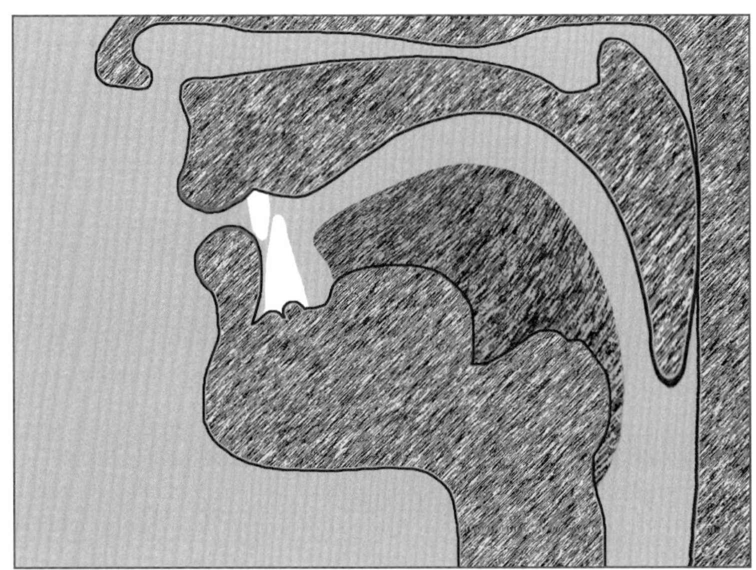

Lautbildung

Konsonant
Artikulationsart: Frikativ (Reibelaut)
stimmlos
Artikulationsort: labiodental, Unterlippe berührt die obere Zahnreihe, Zunge liegt flach im Mund
(vgl. Wängler 1968)

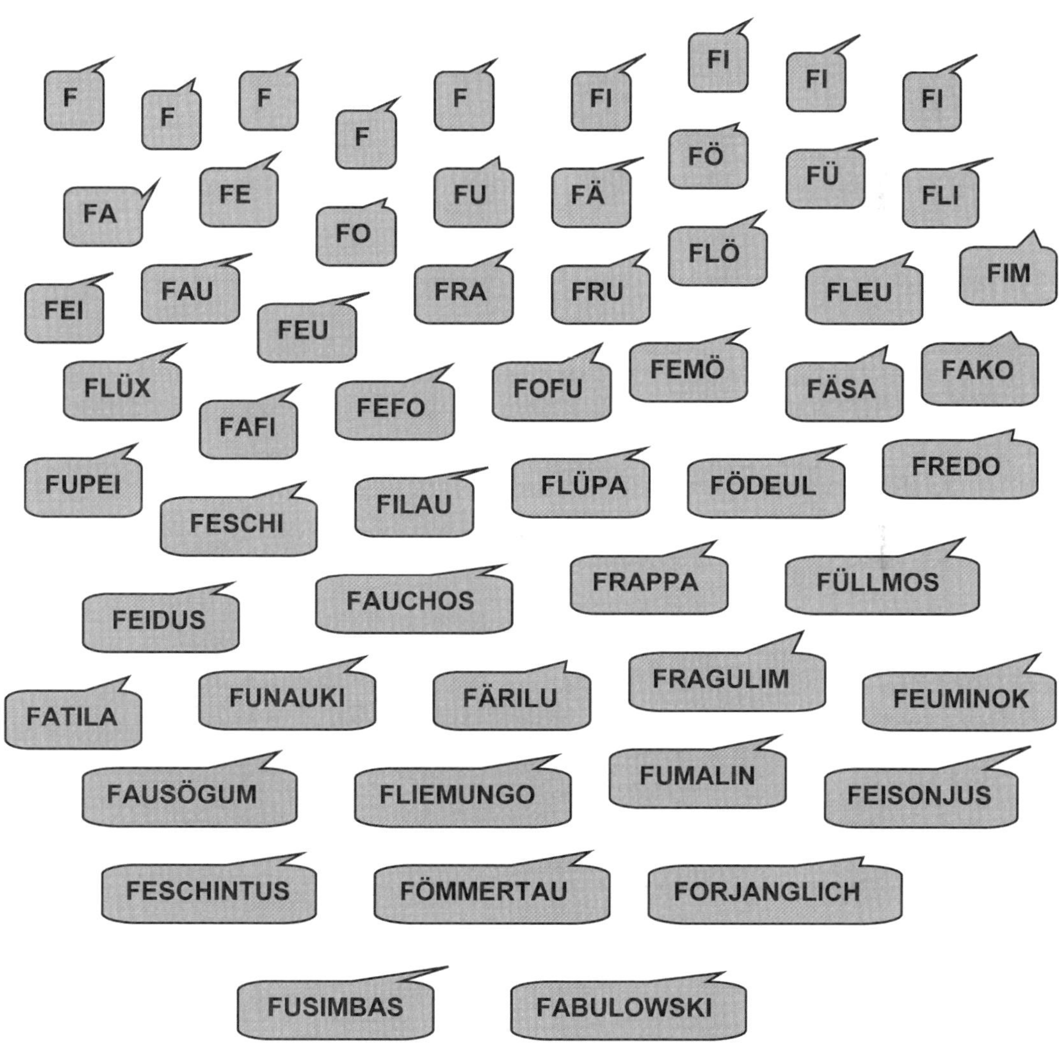

G g

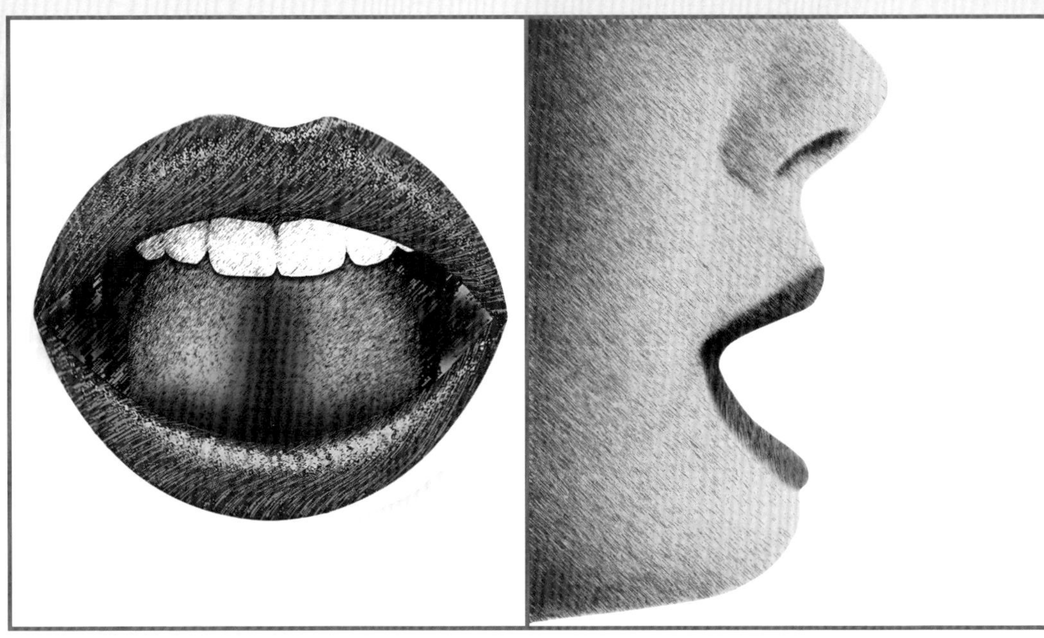

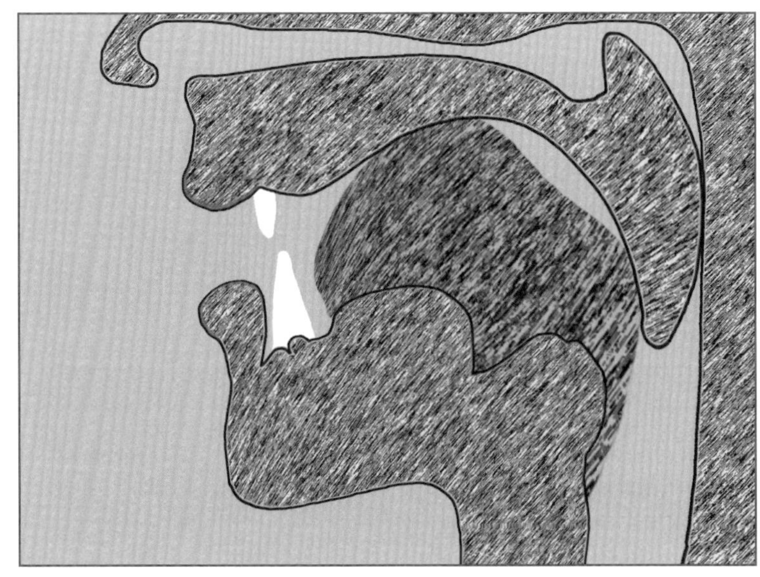

Lautbildung

Konsonant
Artikulationsart: Plosiv (Verschlusslaut)
stimmhaft
Artikulationsort: velar – Zungenrücken drückt gegen den weichen Gaumen, Zungenspitze berührt den unteren Zahndamm, Lippen geöffnet, mittlerer Kieferwinkel

(vgl. Wängler 1968)

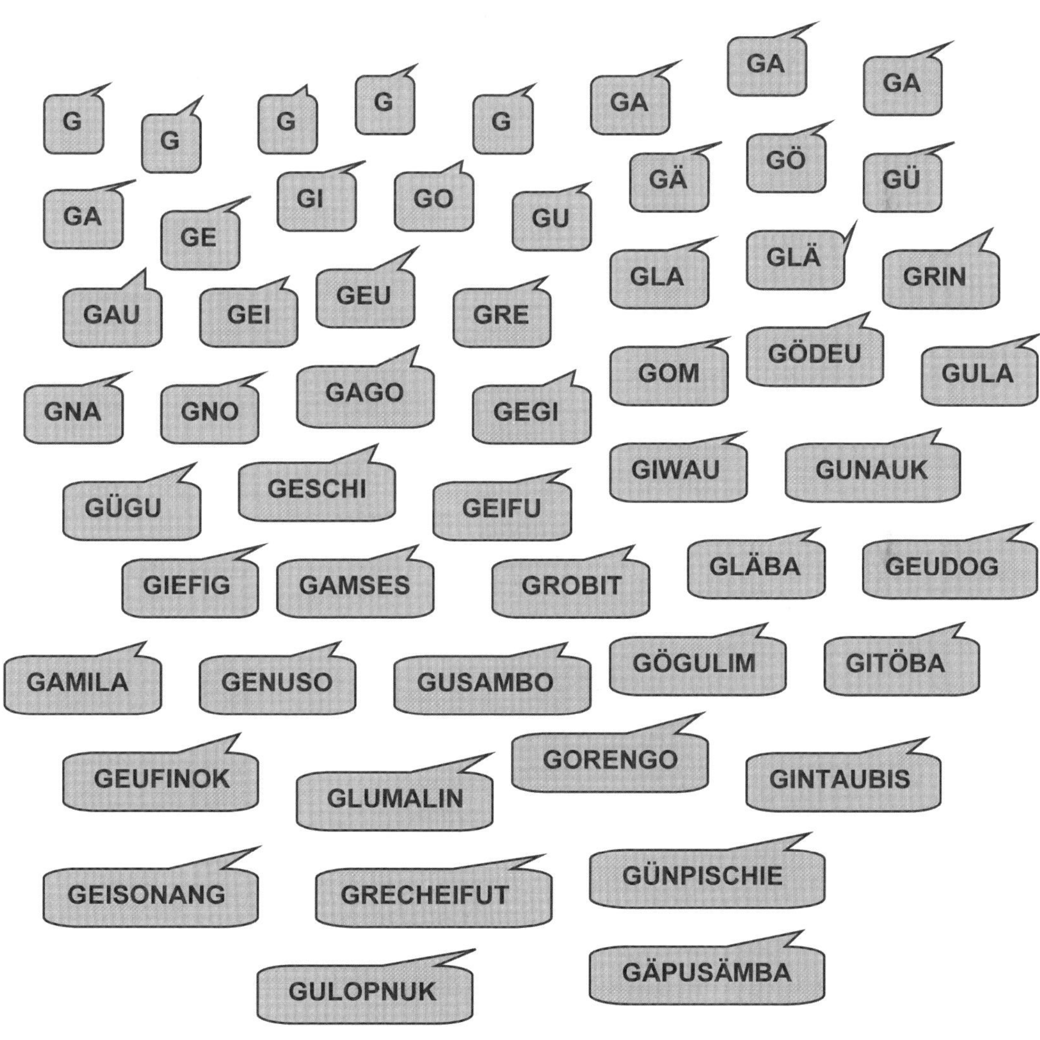

vergleiche hierzu Abbildung zu A (S. 16)

Lautbildung

Konsonant
Artikulationsart: Frikativ (Reibelaut)
stimmlos
Artikulationsort: glottal (Stimmritze betreffend)
(vgl. Wängler 1968)

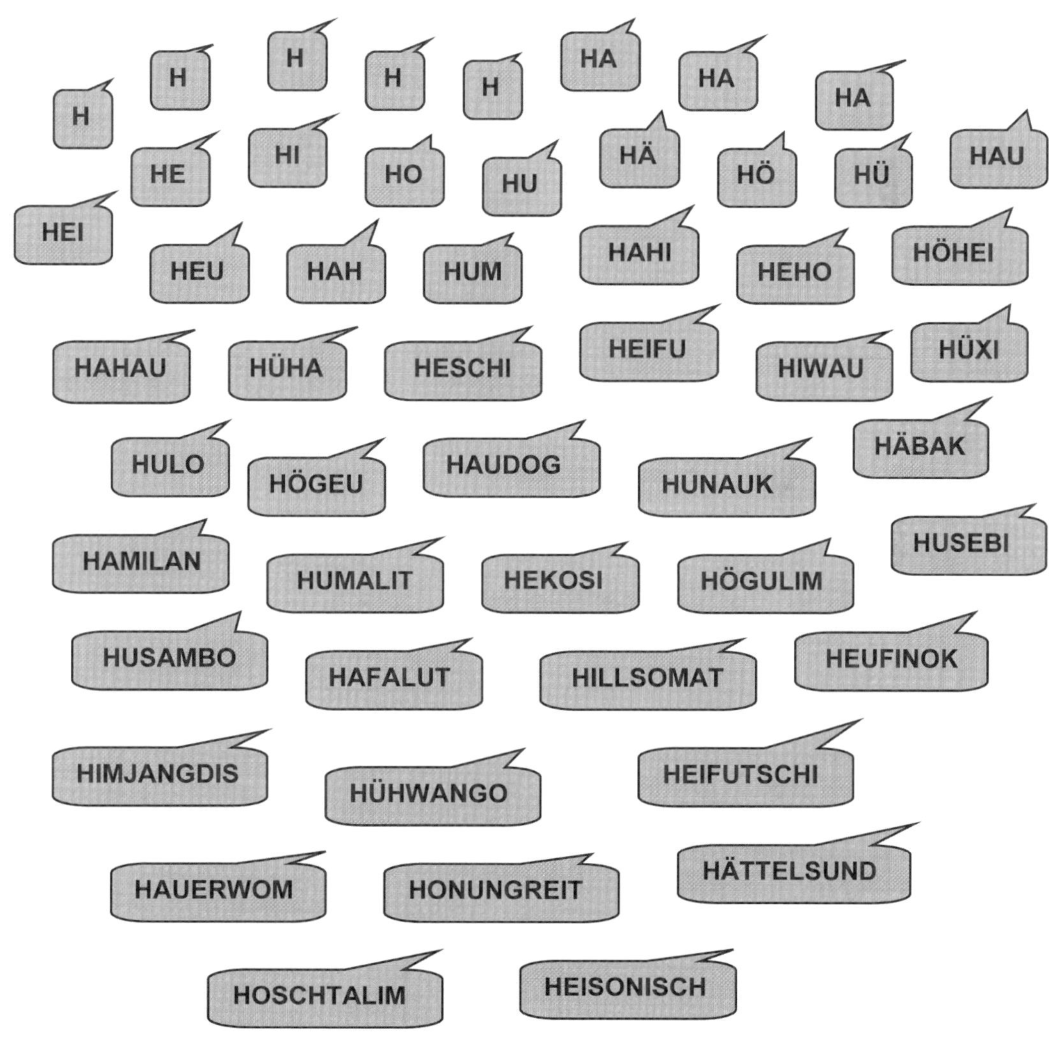

I i

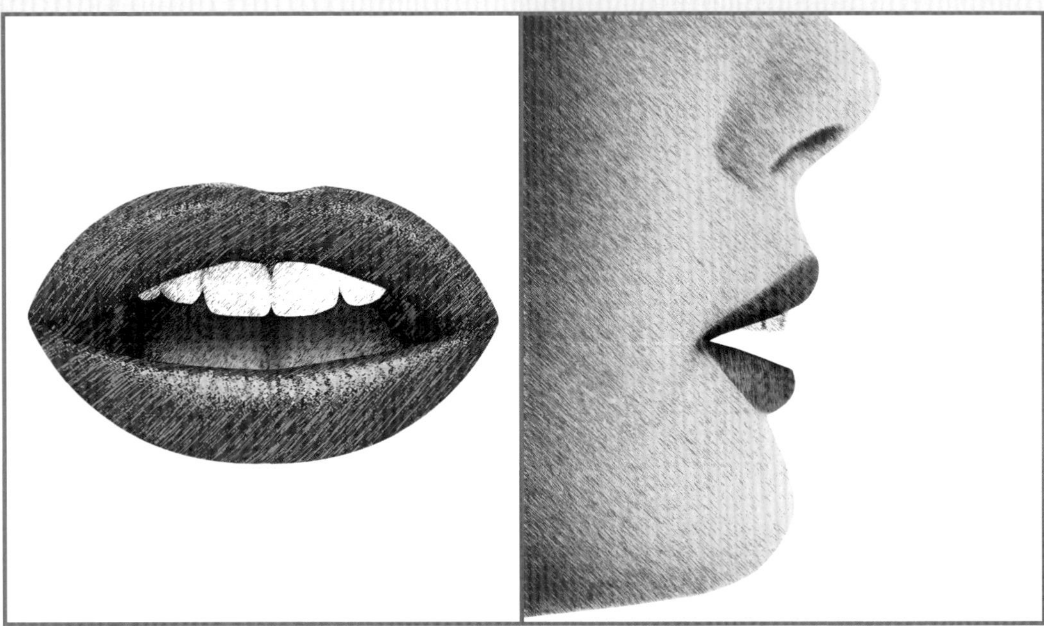

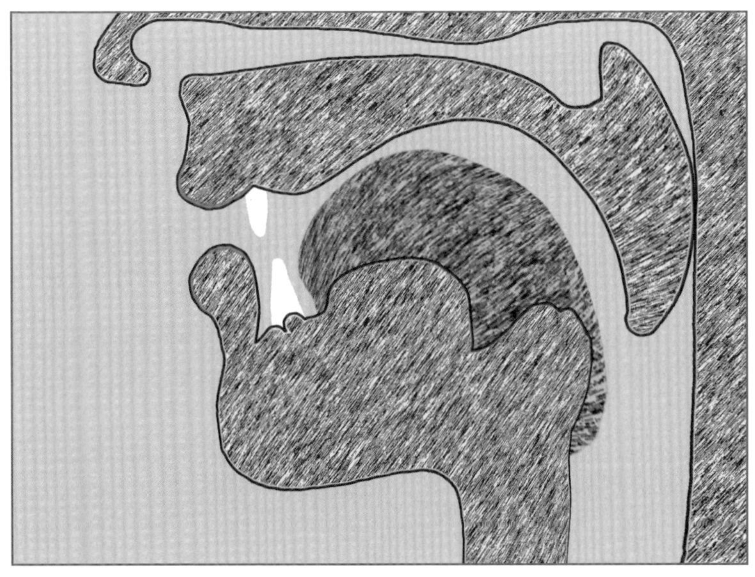

Lautbildung

Heller, stimmhafter Vorderzungenvokal
Grad der Öffnung: geringe Mundöffnung
Lippen: ungerundet, breit gespannt
Zunge: Zungenspitze am unteren Zahndamm, Zungenkörper steil nach vorne-oben, enge sagittale Rinne

(vgl. Wängler 1968)

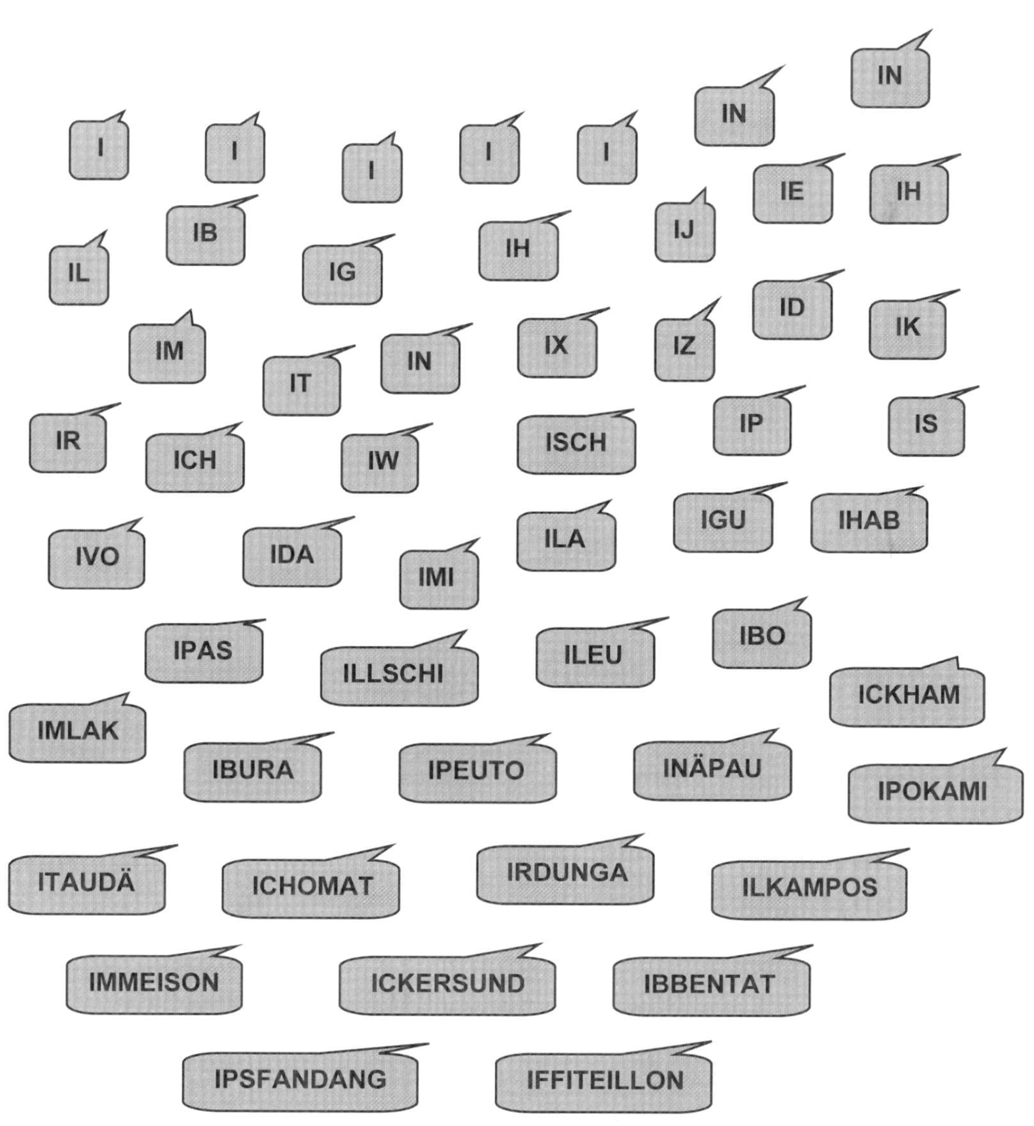

J j

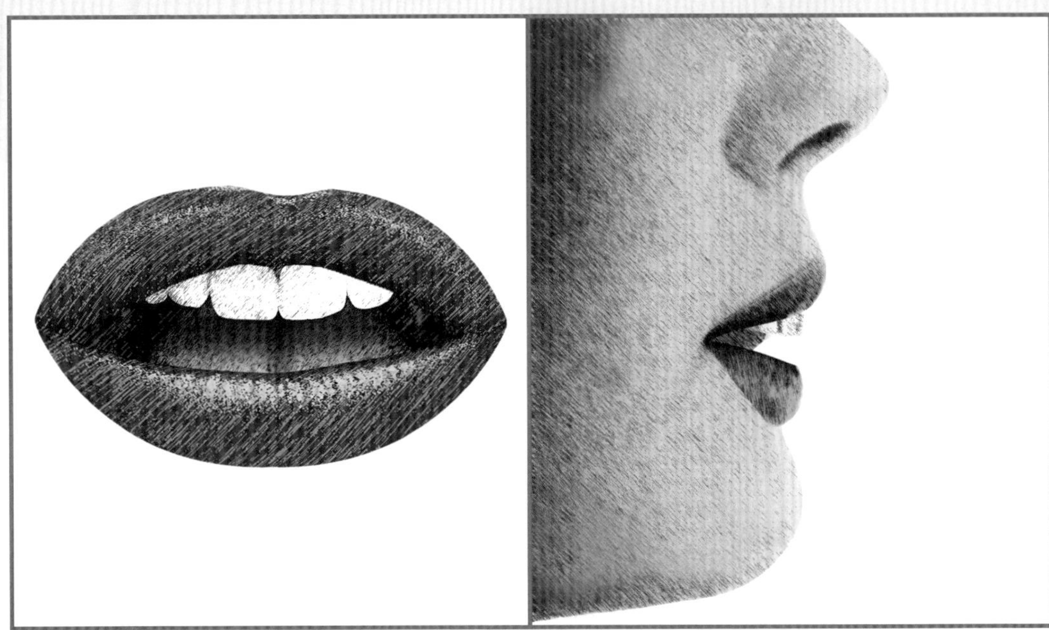

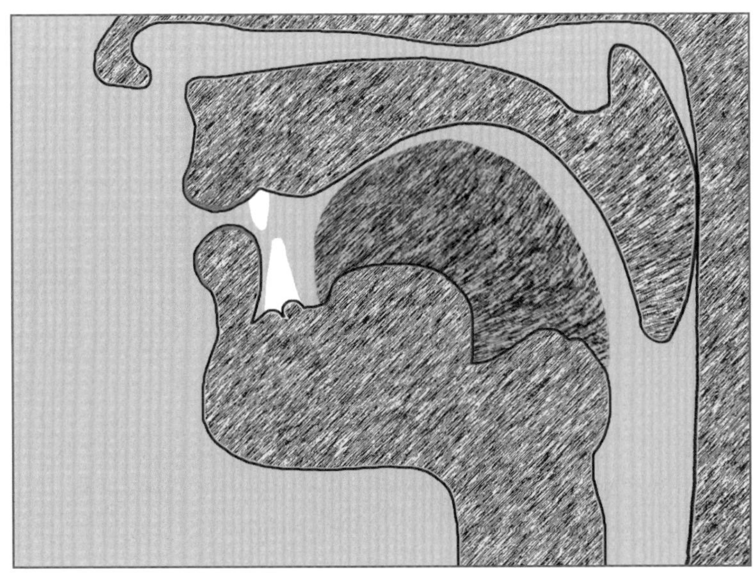

Lautbildung

Konsonant

Artikulationsart: Frikativ (Reibelaut)
stimmhaft

Artikulationsort: palatal – Zunge wölbt sich nach vorne dem harten Gaumen entgegen, Zungenspitze am unteren Zahndamm, leicht geöffnete Lippen, geringer Kieferwinkel

(vgl. Wängler 1968)

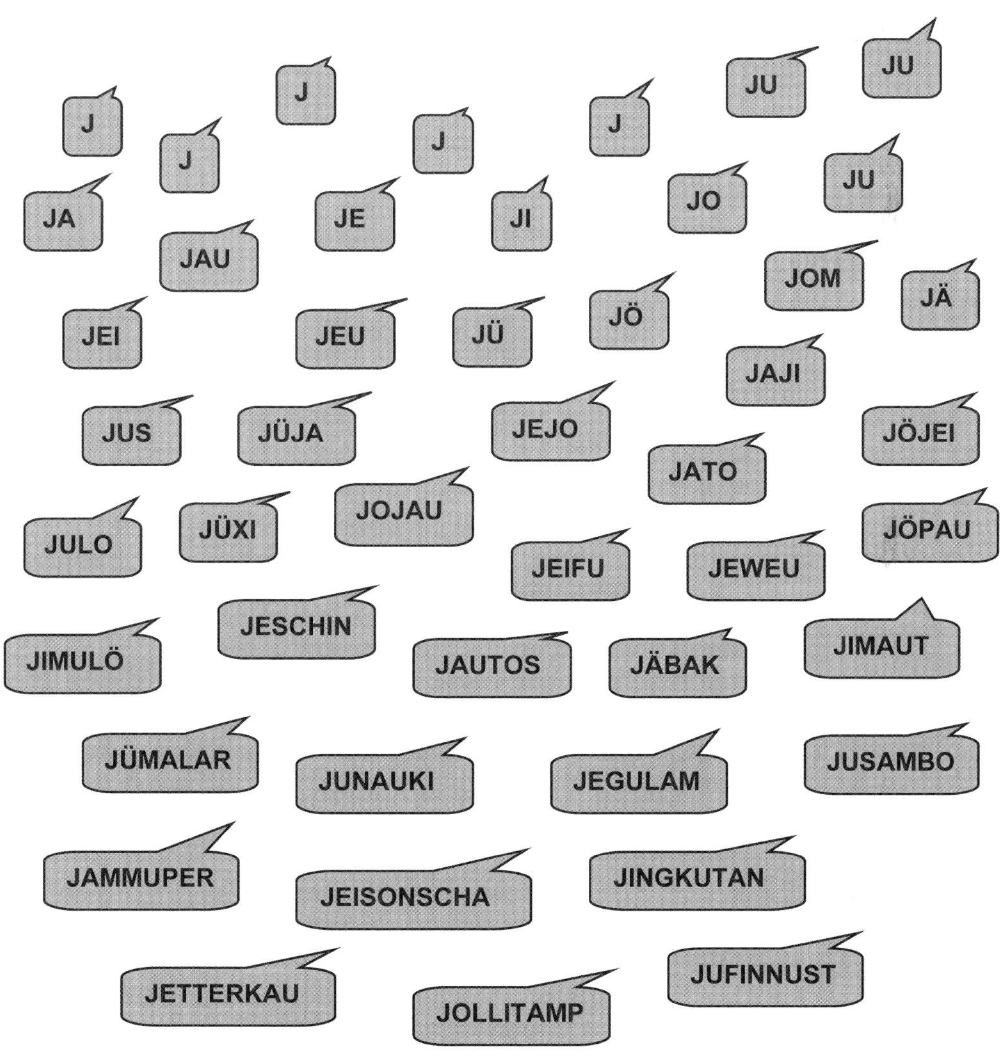

K k

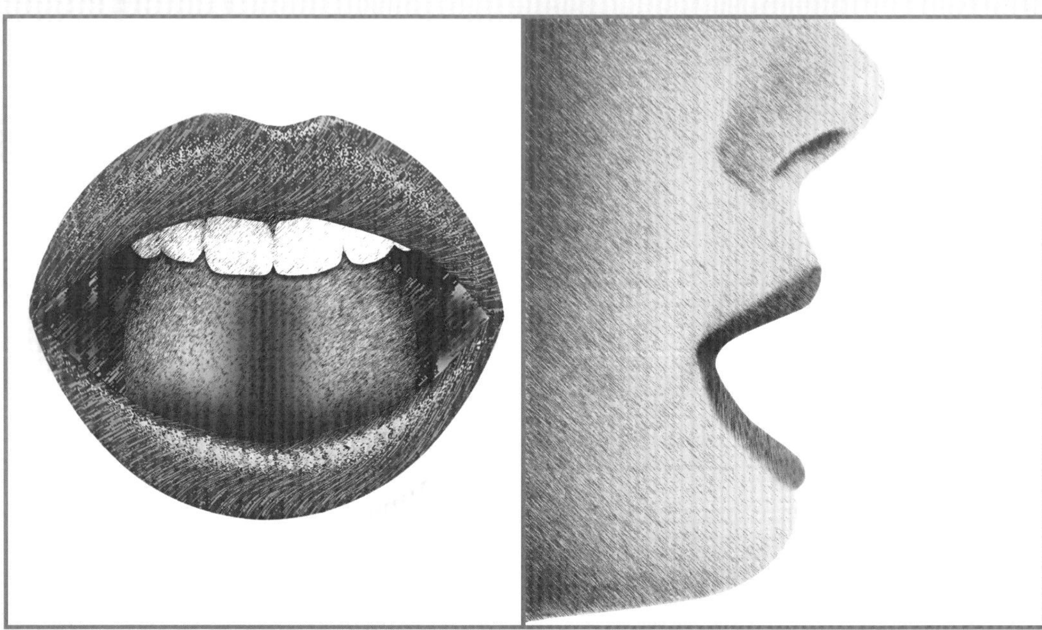

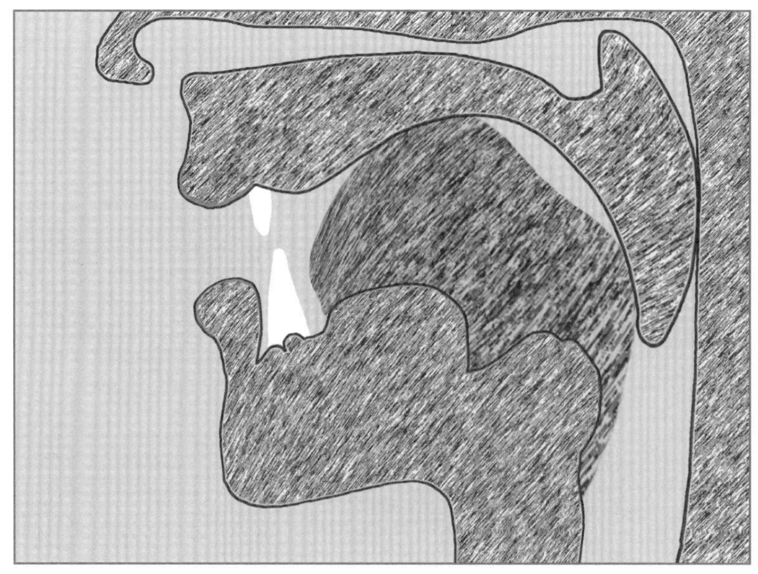

Lautbildung

Konsonant

Artikulationsart: Plosiv (Verschlusslaut)
stimmlos

Artikulationsort: velar – Zungenrücken drückt gegen den weichen Gaumen,
Zungenspitze berührt den unteren Zahndamm, Lippen geöffnet, mittlerer Kieferwinkel

(vgl. Wängler 1968)

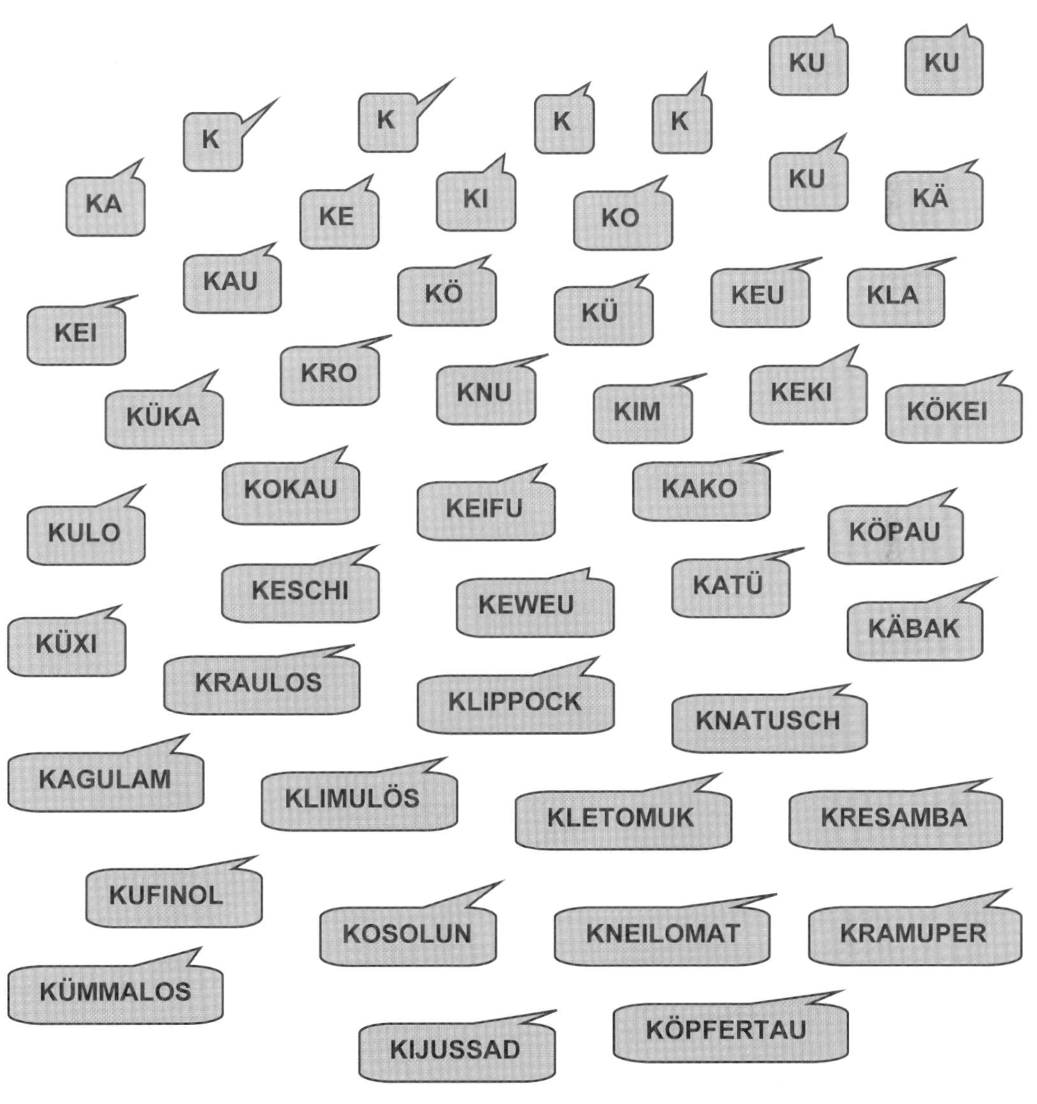

L l

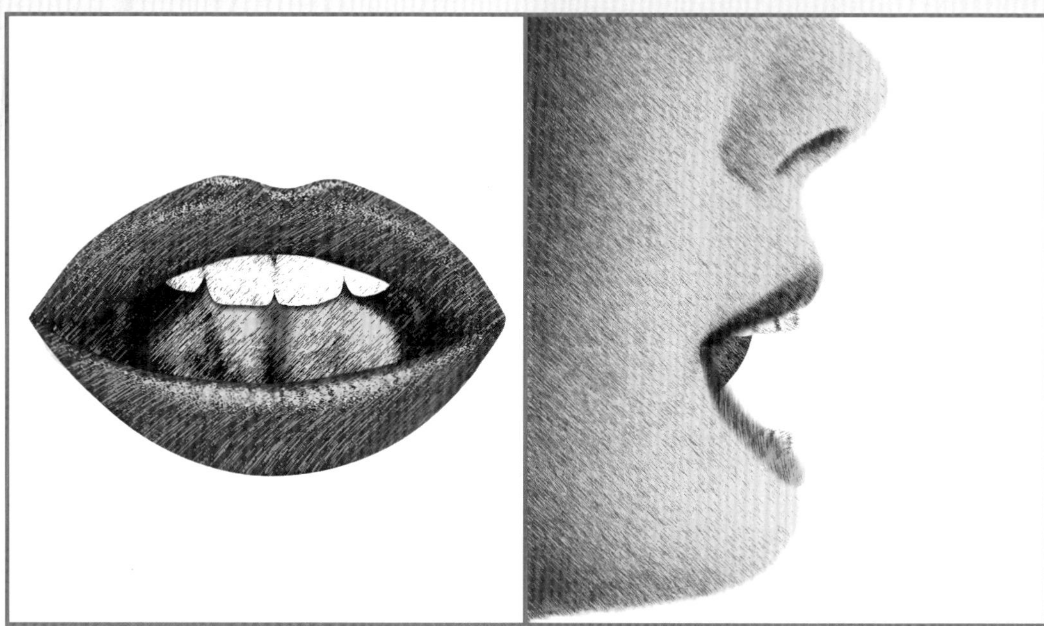

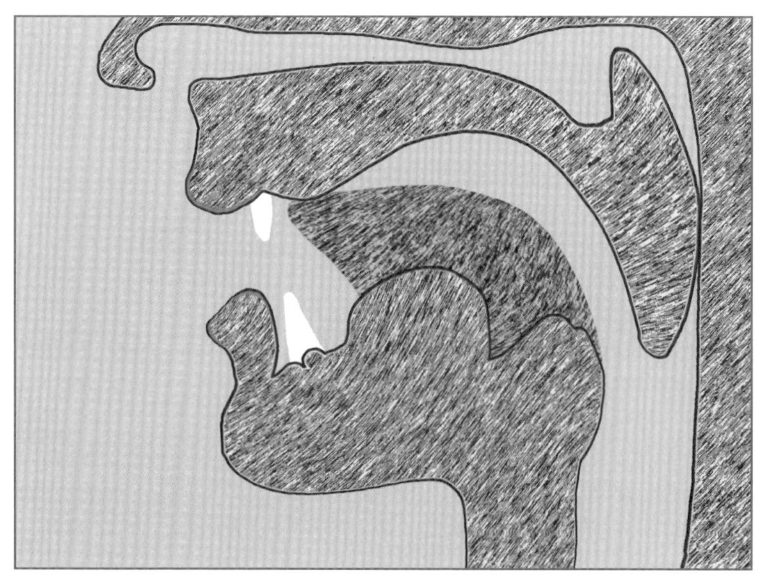

Lautbildung

Konsonant

Artikulationsart: Lateral (Seitenlaut)
stimmhaft

Artikulationsort: alveolar – Zungenspitze am oberen Zahndamm, Zungenrücken aufgewölbt, Lippen geöffnet, mittlerer Kieferwinkel

(vgl. Wängler 1968)

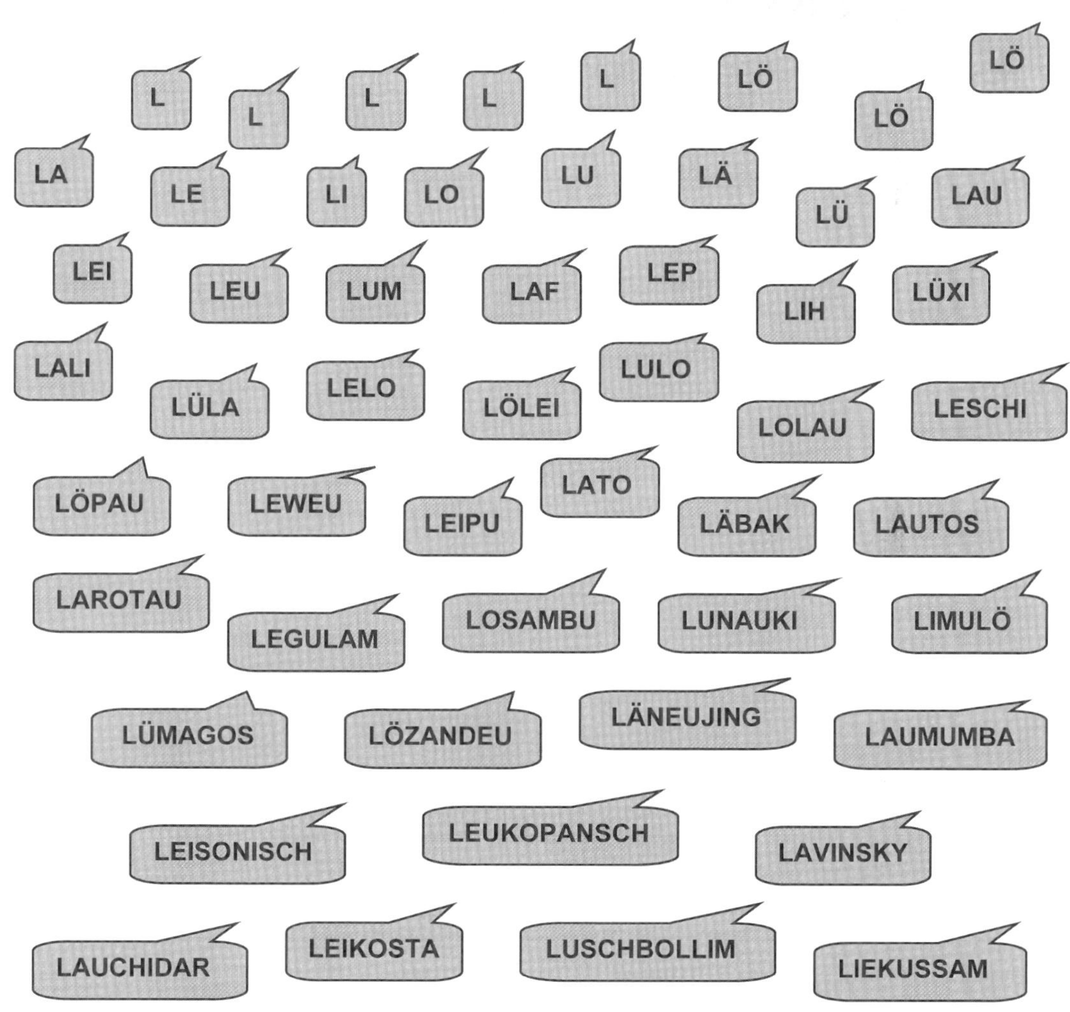

M m

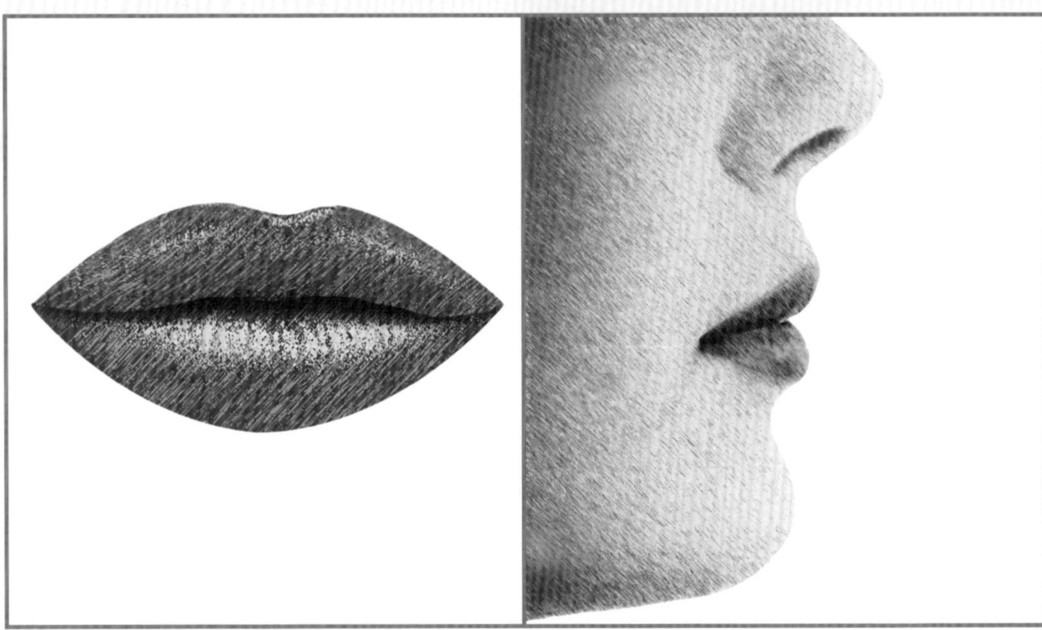

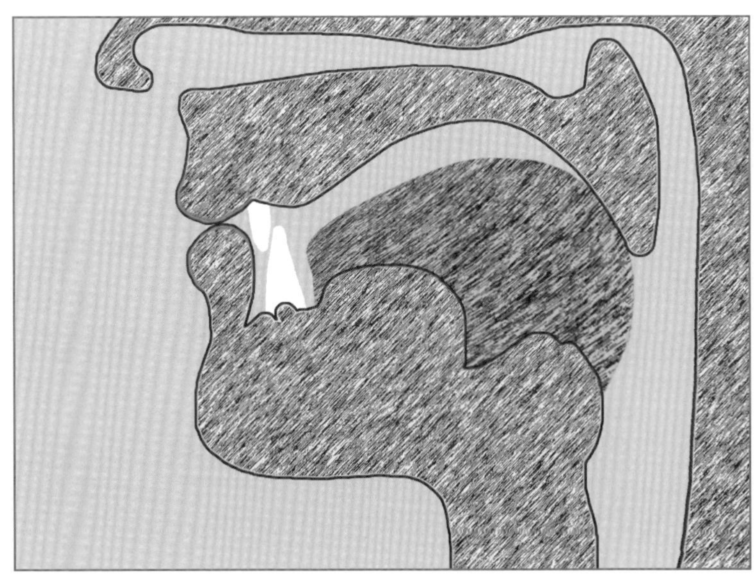

Lautbildung

Konsonant
Artikulationsart: Nasal (Luft entweicht durch die Nase)
stimmhaft
Artikulationsort: bilabial – Lippenschluss, Zunge leicht abgesenkt, geringer Kieferwinkel
(vgl. Wängler 1968)

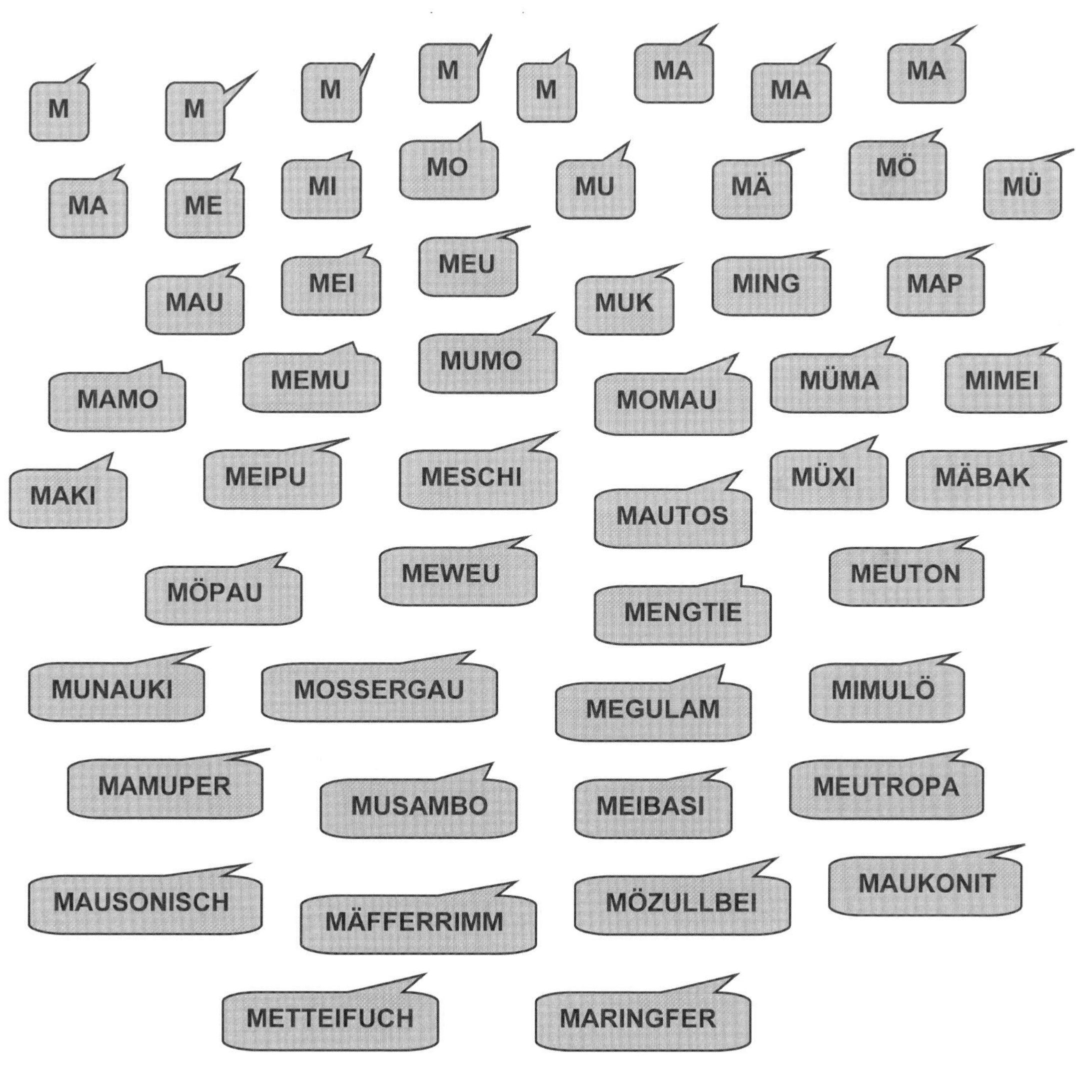

N n

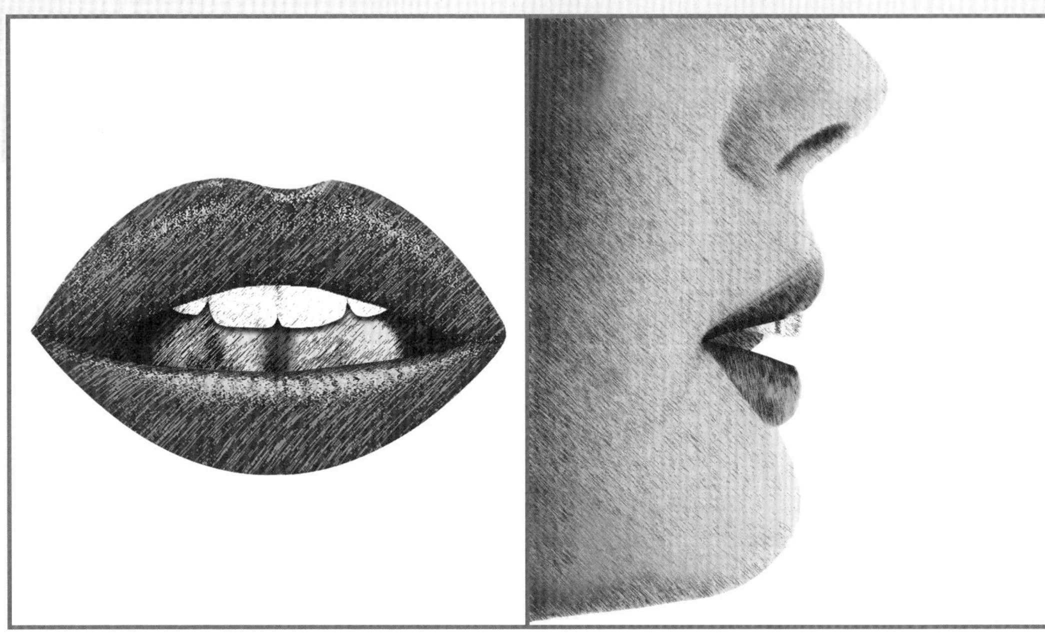

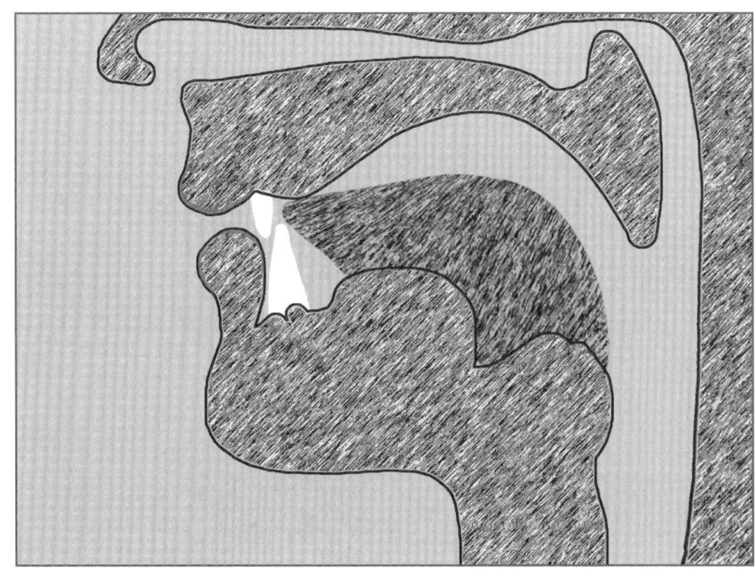

Lautbildung

Konsonant
Artikulationsart: Nasal (Luft entweicht durch die Nase)
stimmhaft
Artikulationsort: alveolar – Zungenspitze am oberen Zahndamm, geöffnete Lippen, geringer Kieferwinkel

(vgl. Wängler 1968)

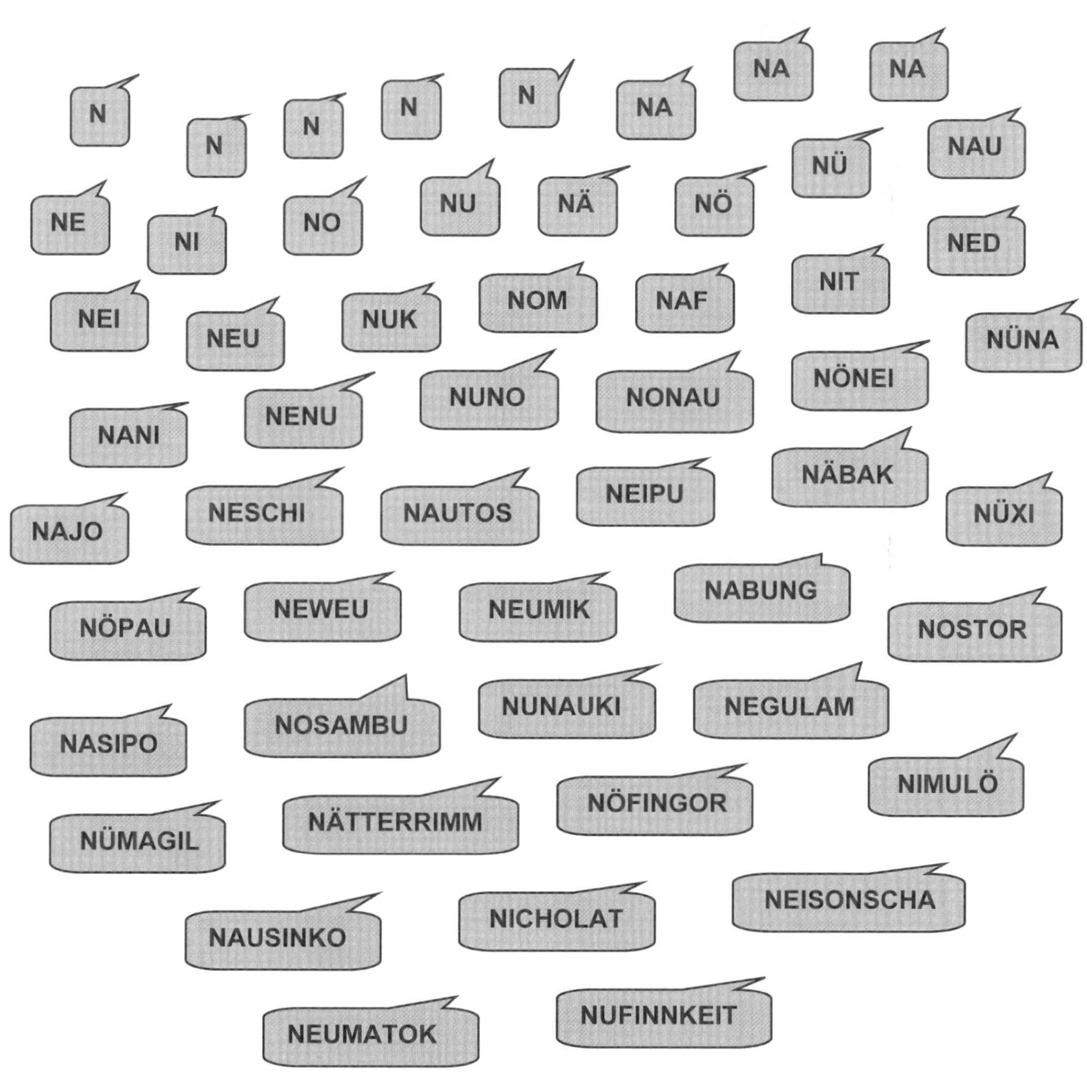

O o

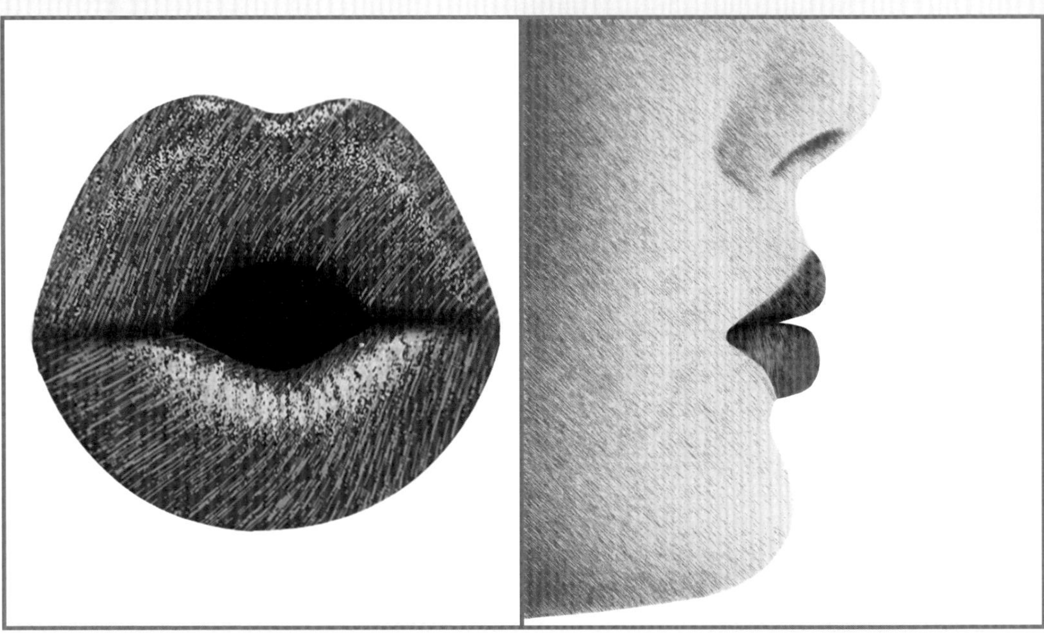

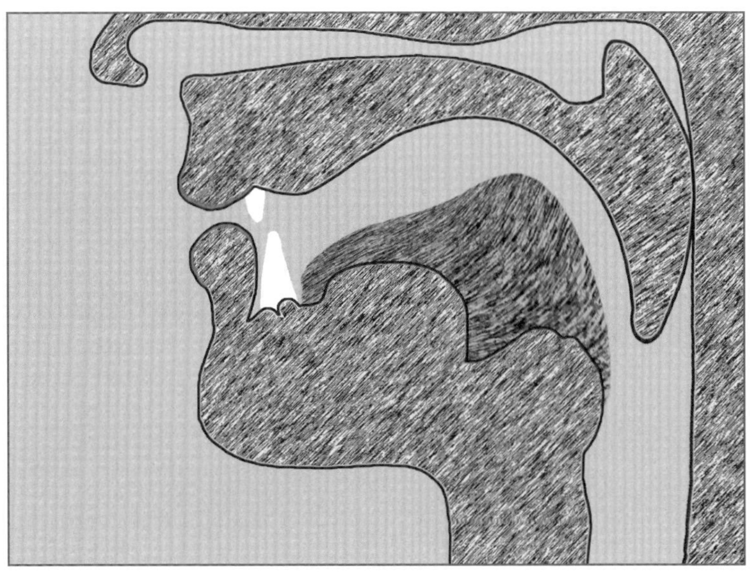

Lautbildung

Dunkler, stimmhafter Hinterzungenvokal

Grad der Öffnung:	halb geschlossen, geringe Mundöffnung
Lippen:	gerundet, vorgestülpt
Zunge:	Zungenspitze am unteren Zahndamm, Zungenrücken wulstförmig nach hinten-oben

(vgl. Wängler 1968)

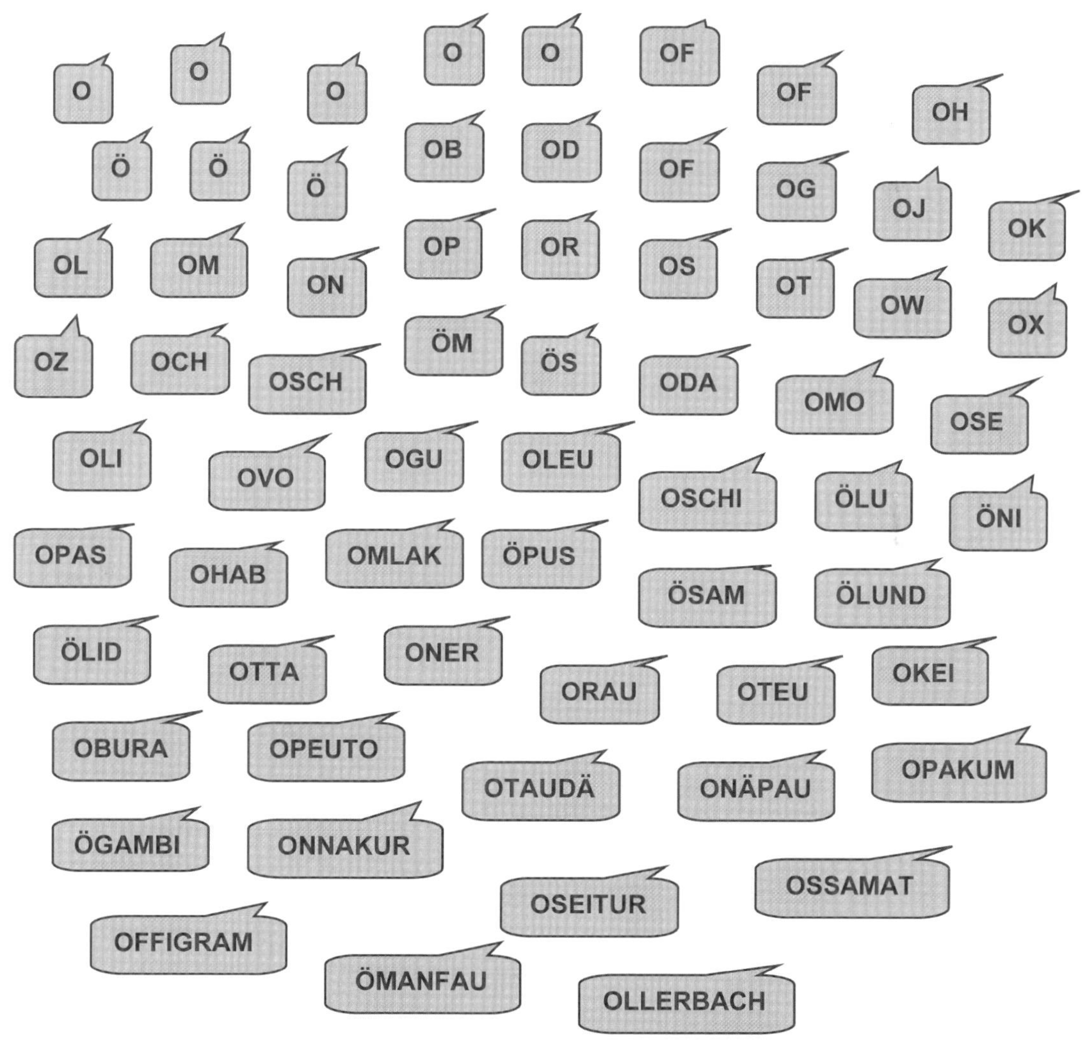

P p

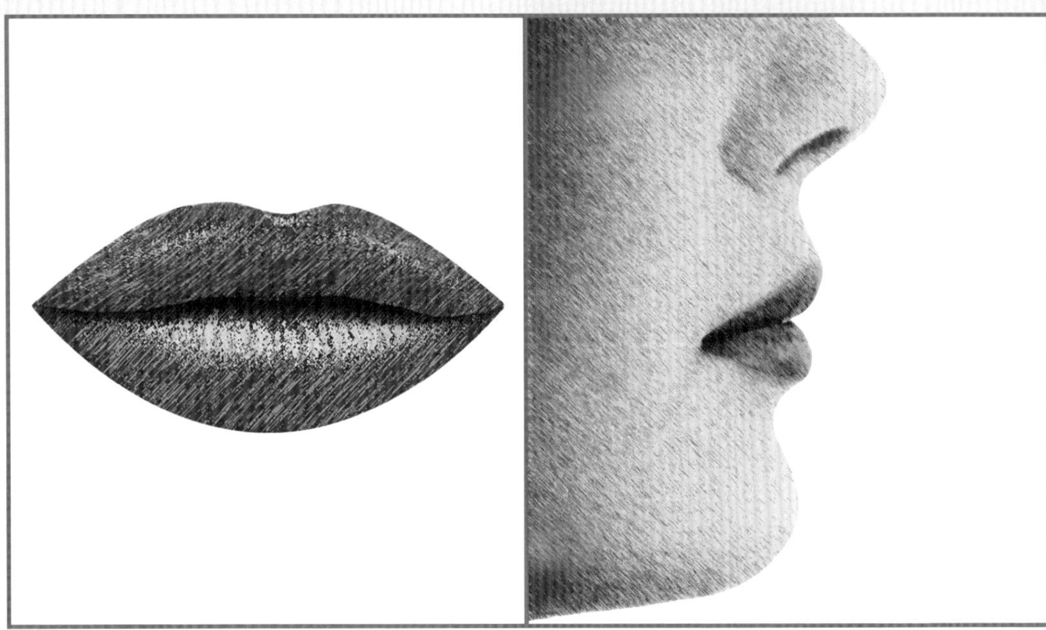

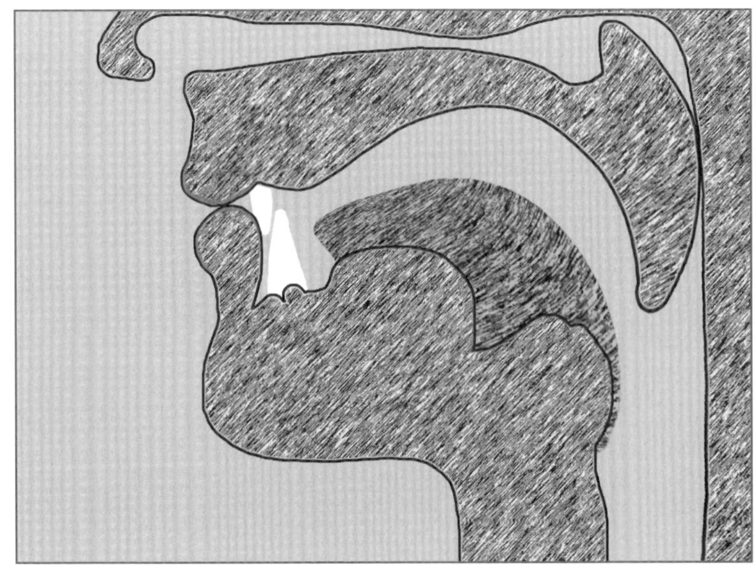

Lautbildung

Konsonant
Artikulationsart: Plosiv (Verschlusslaut)
stimmlos
Artikulationsort: bilabial, Lippenverschluss,
leichte Absenkung der ganzen Zunge

(vgl. Wängler 1968)

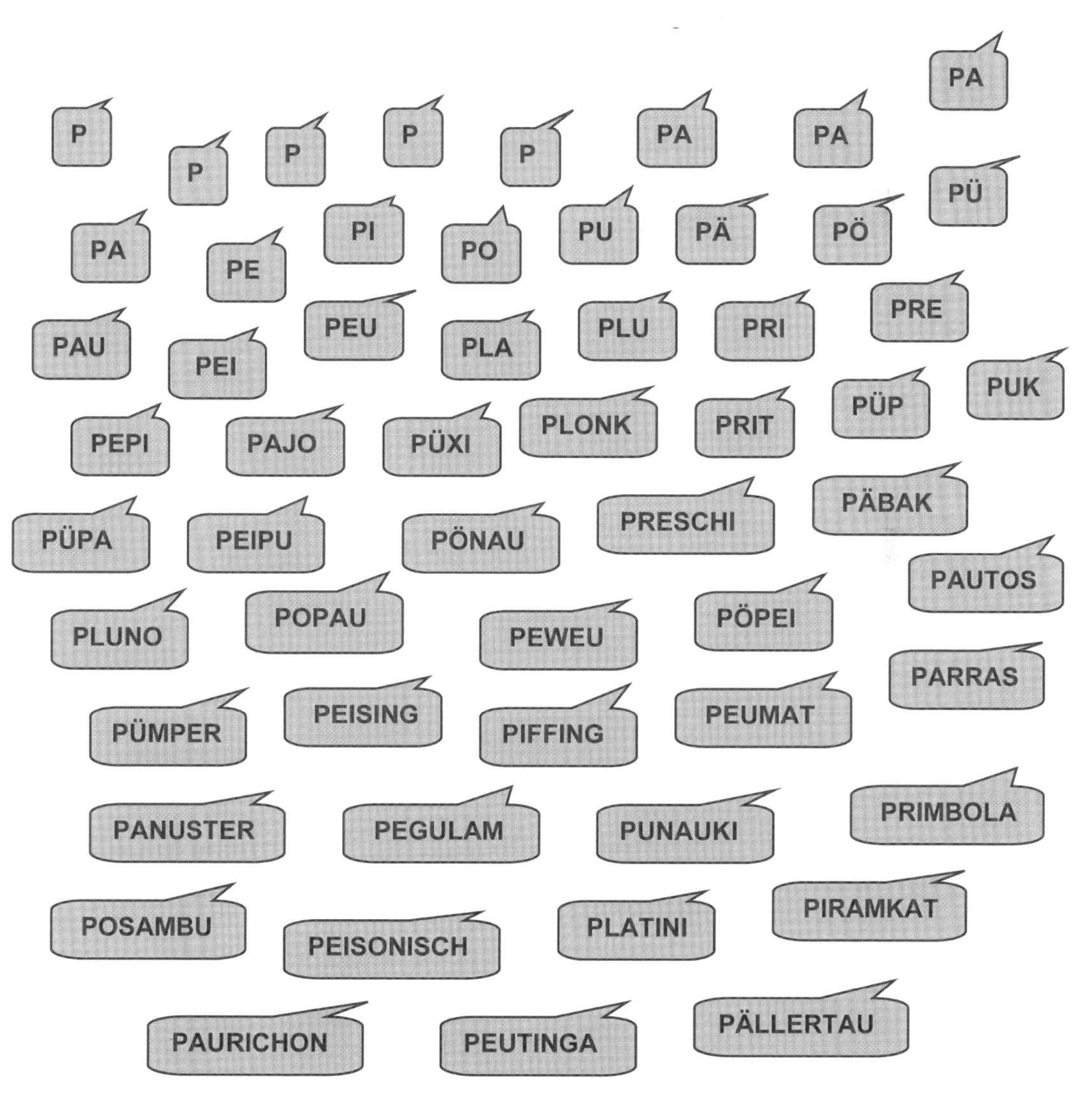

R (r)

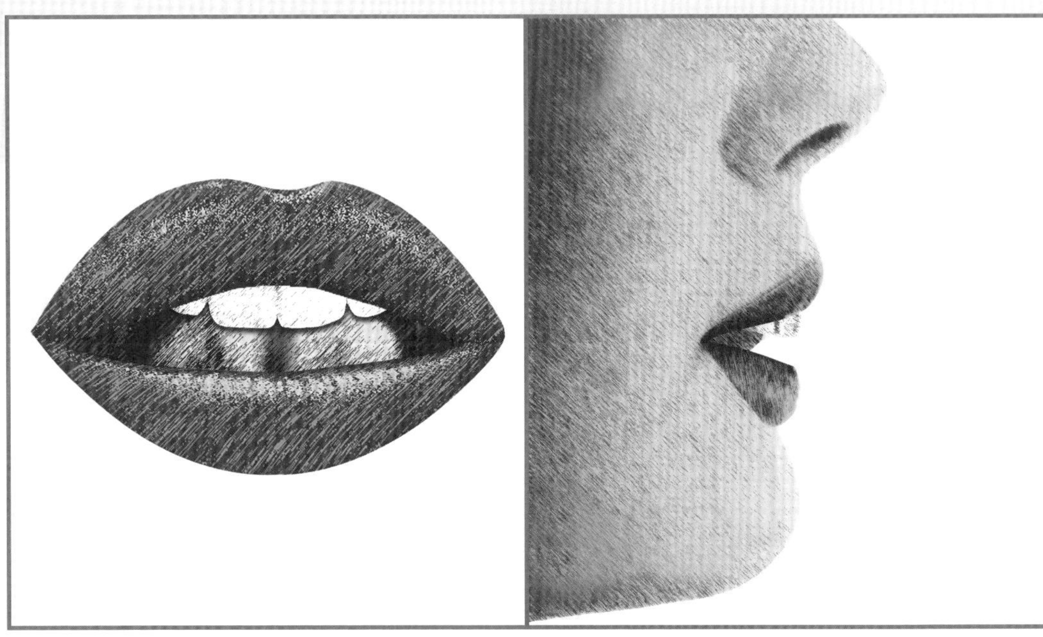

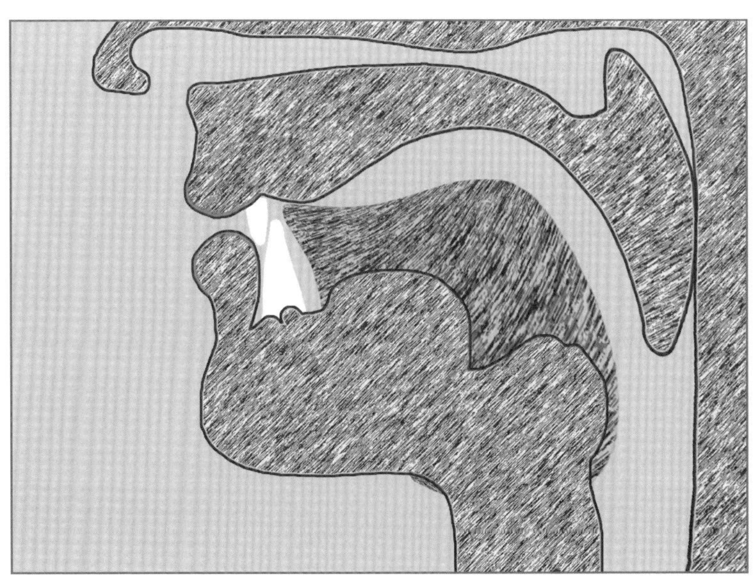

r (R)

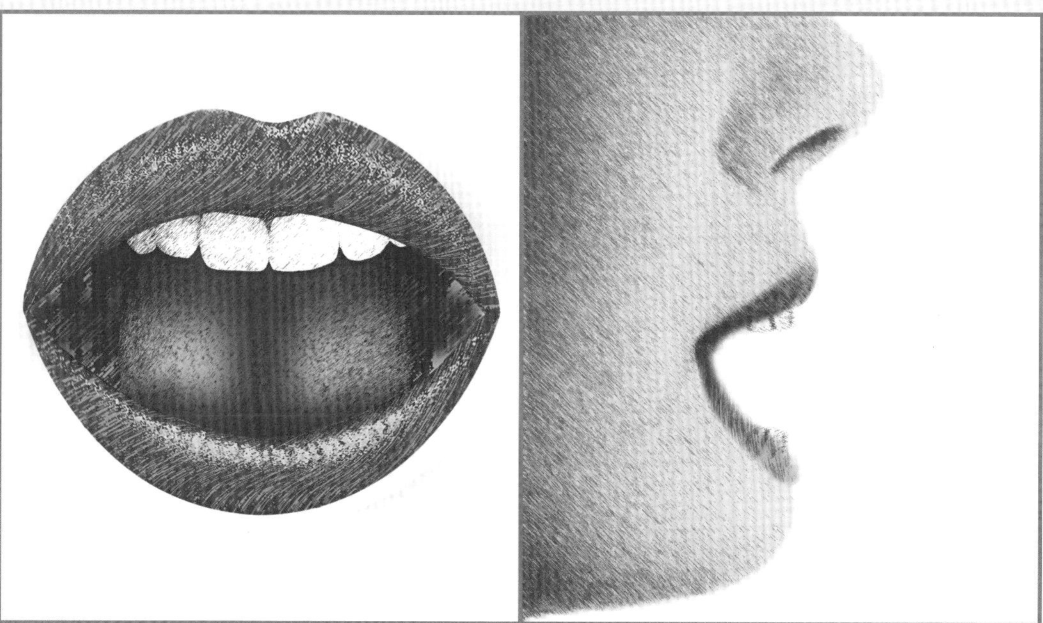

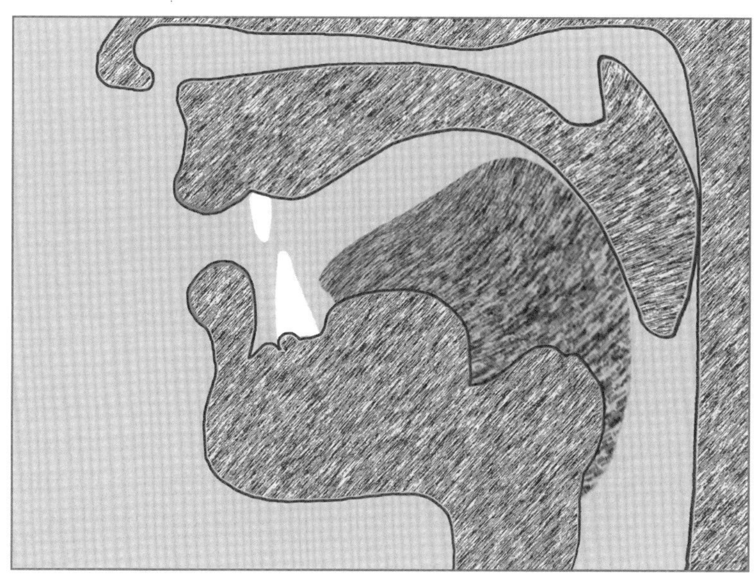

Lautbildung

Konsonant	
Artikulationsart:	Vibrant (Schwinglaut) stimmhaft
Artikulationsort:	uvular (Zäpfchen vibriert) [R] oder alveolar [r] (Zungenspitze vibriert am Zahndamm), geöffnete Lippen, geringer Kieferwinkel

(vgl. Wängler 1968)

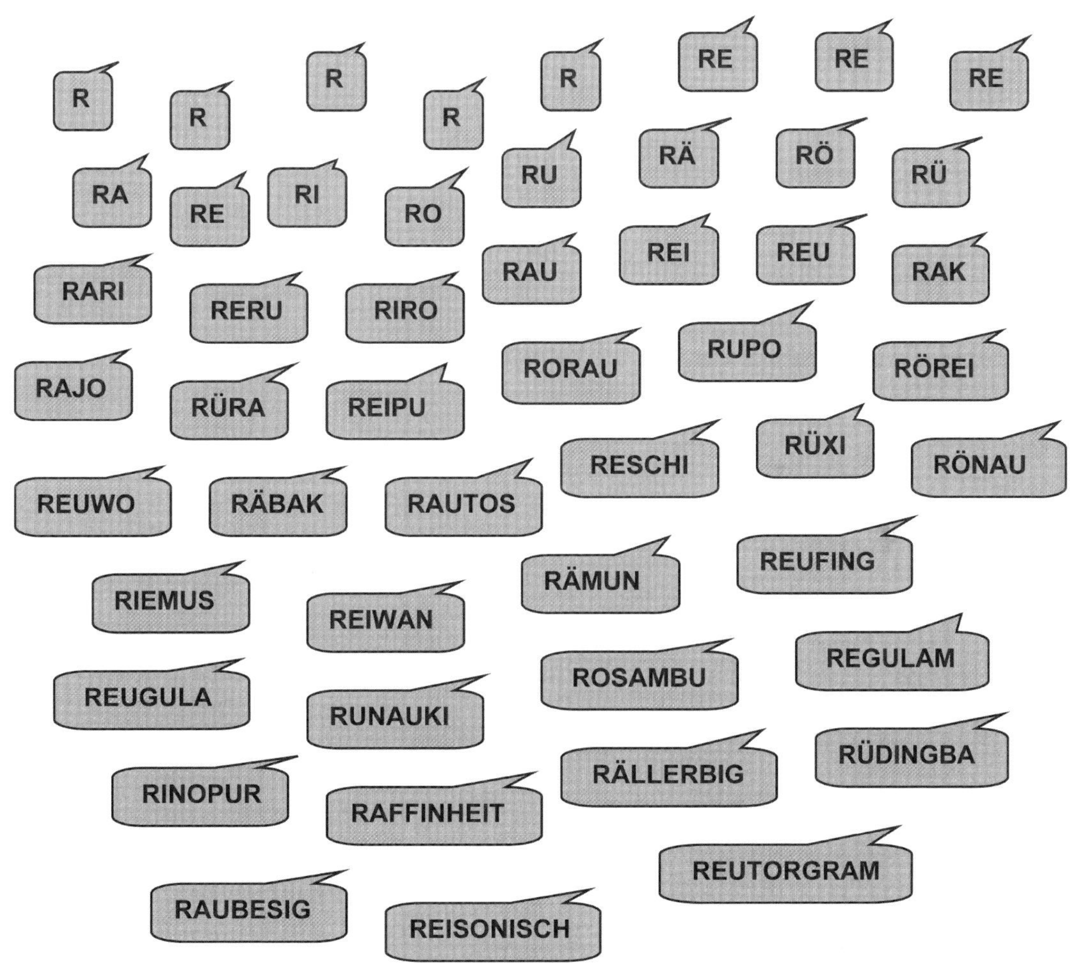

S s

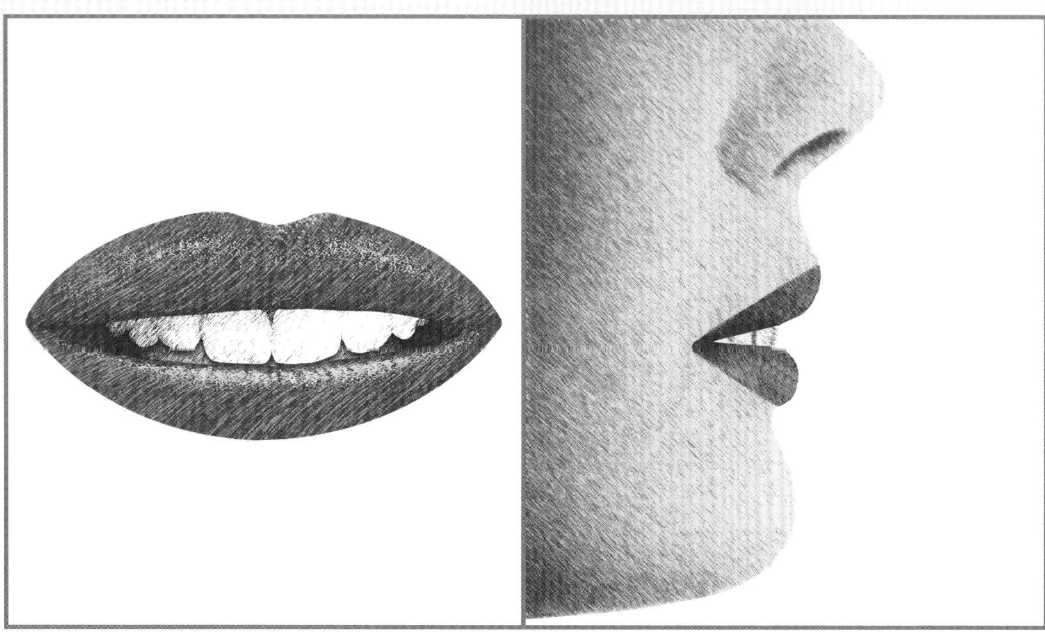

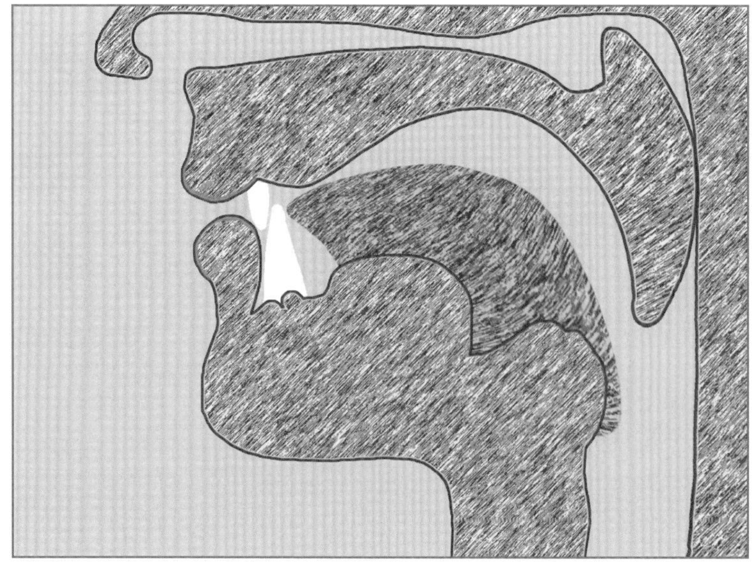

Lautbildung

Konsonant

Artikulationsart: Frikativ (Reibelaut)
stimmhaft [z] oder stimmlos [s] (je nach Position)

Artikulationsort: alveolar, Zungenspitze schwebt unter dem oberen Zahndamm, sagittale Rinnenbildung, Lippen leicht geöffnet und breit gespannt, geringer Kieferwinkel

(vgl. Wängler 1968)

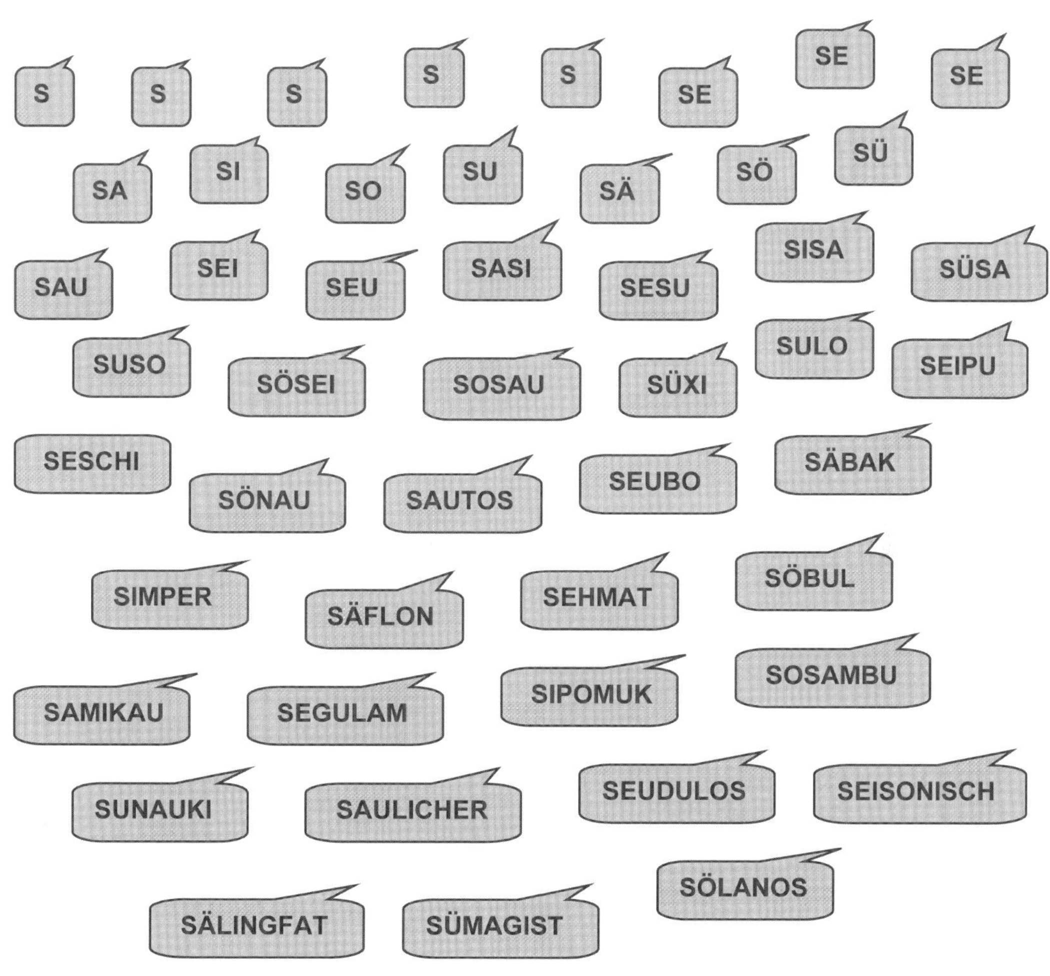

T t

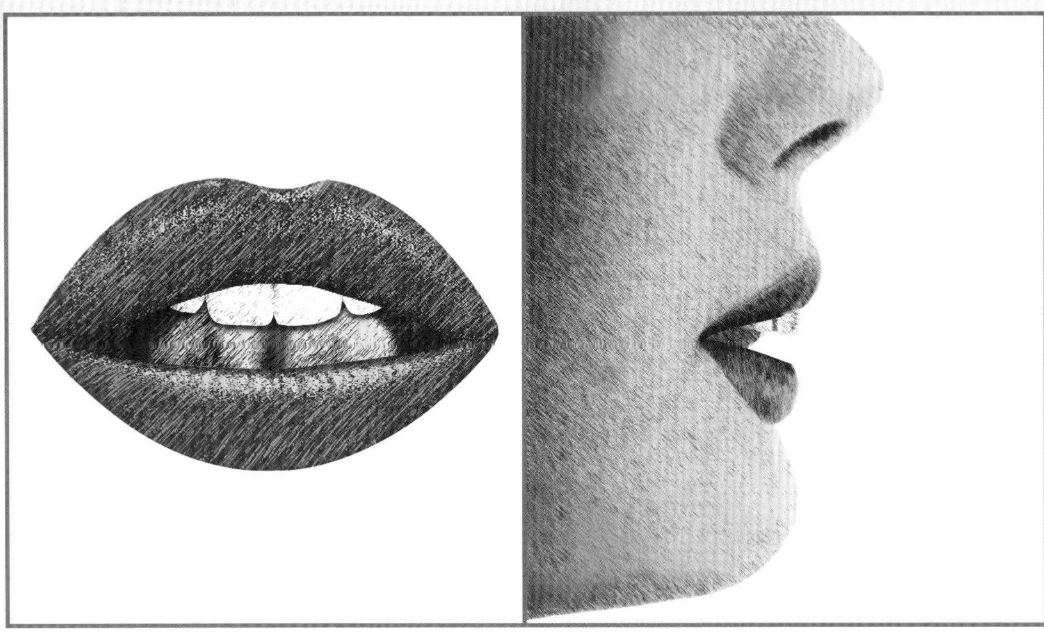

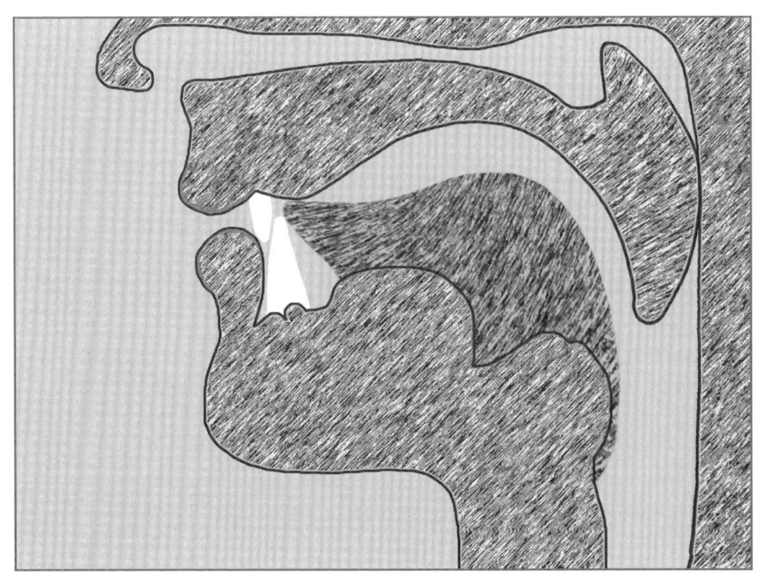

Lautbildung

Konsonant
Artikulationsart: Plosiv (Verschlusslaut)
stimmlos
Artikulationsort: alveolar – Zungenspitze am oberen Zahndamm, leicht geöffnete Lippen, geringer Kieferwinkel

(vgl. Wängler 1968)

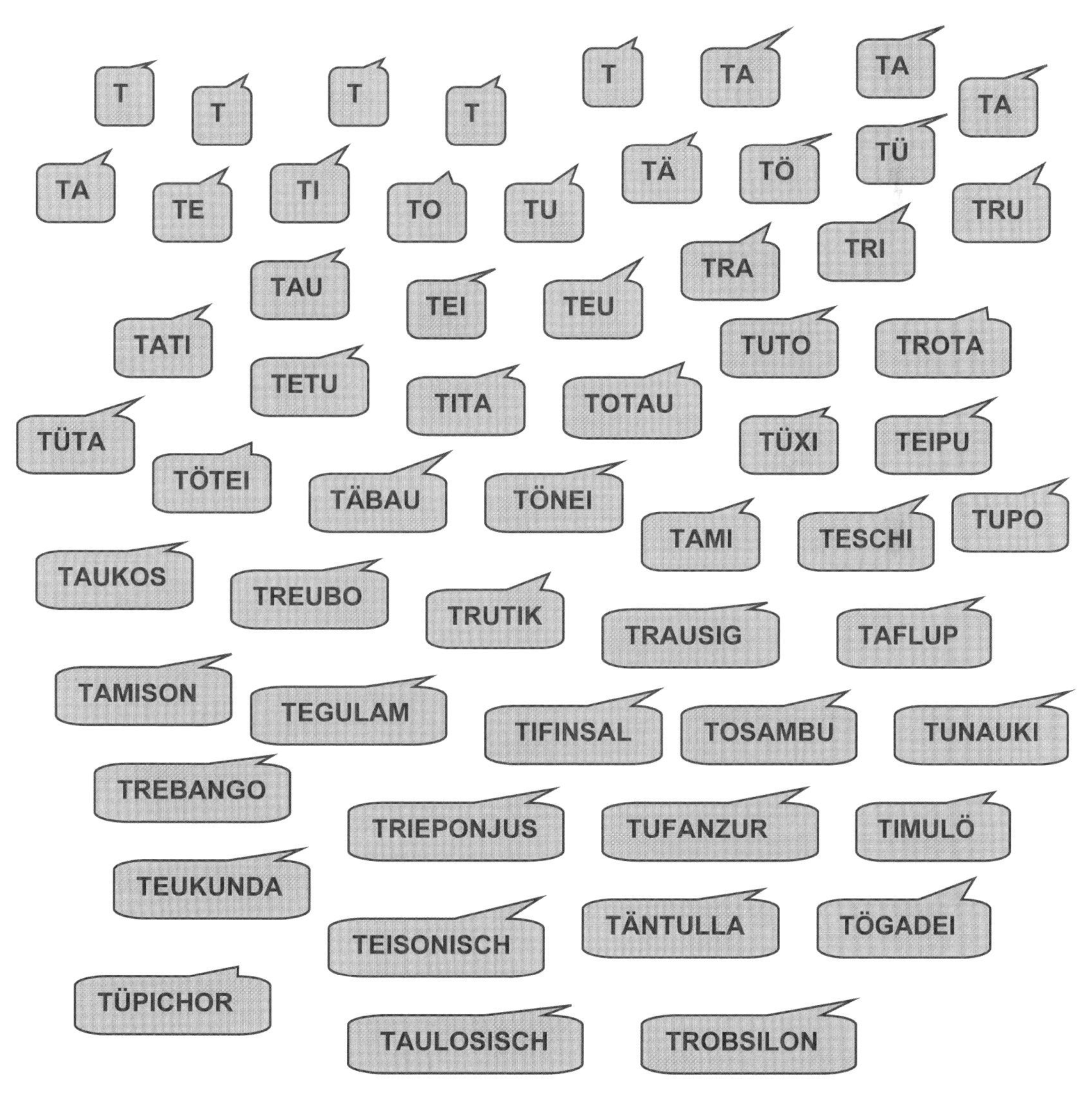

U u

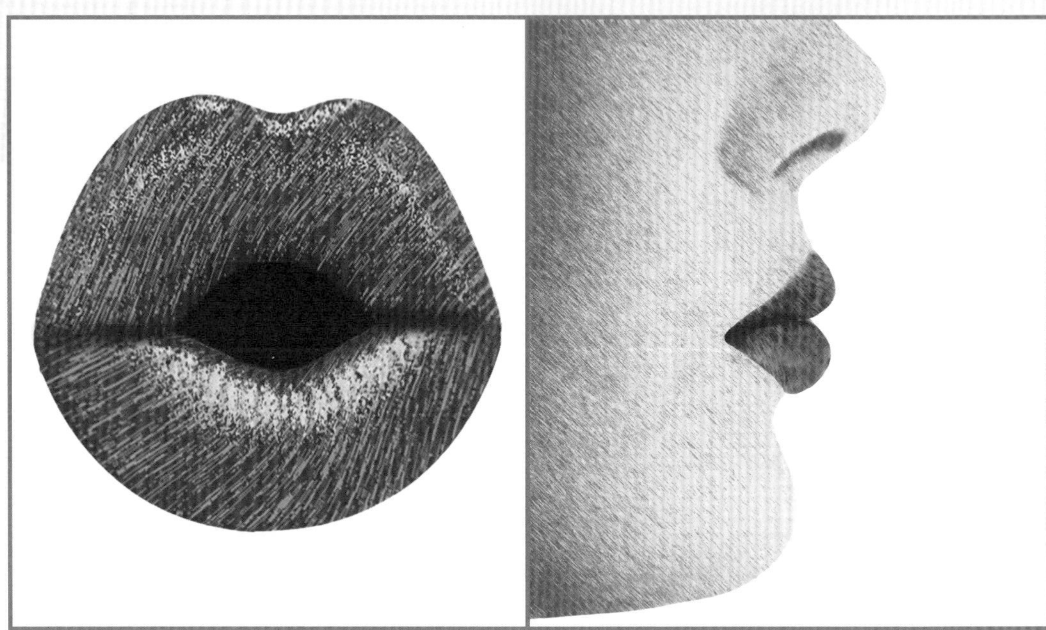

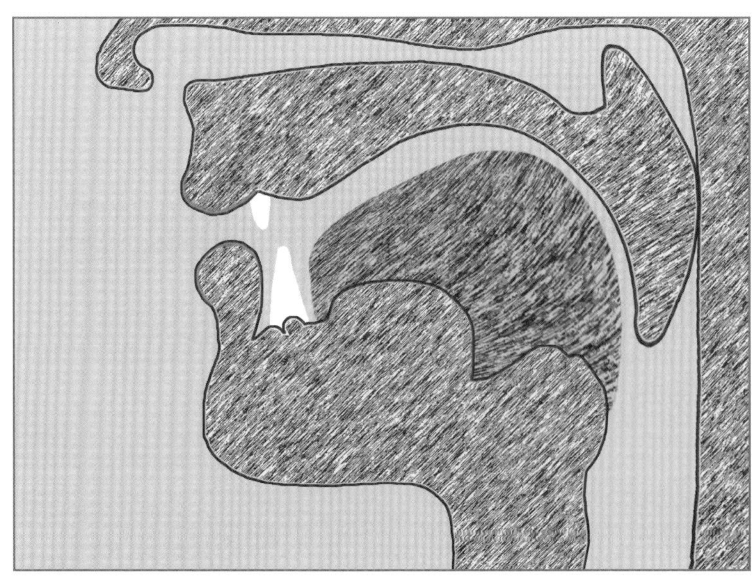

Lautbildung

Dunkler stimmhafter Hinterzungenvokal
Grad der Öffnung: geschlossen
Lippen: gerundet, vorgestülpt
Zunge: starke Wölbung des Zungenkörpers nach hinten-oben

(vgl. Wängler 1968)

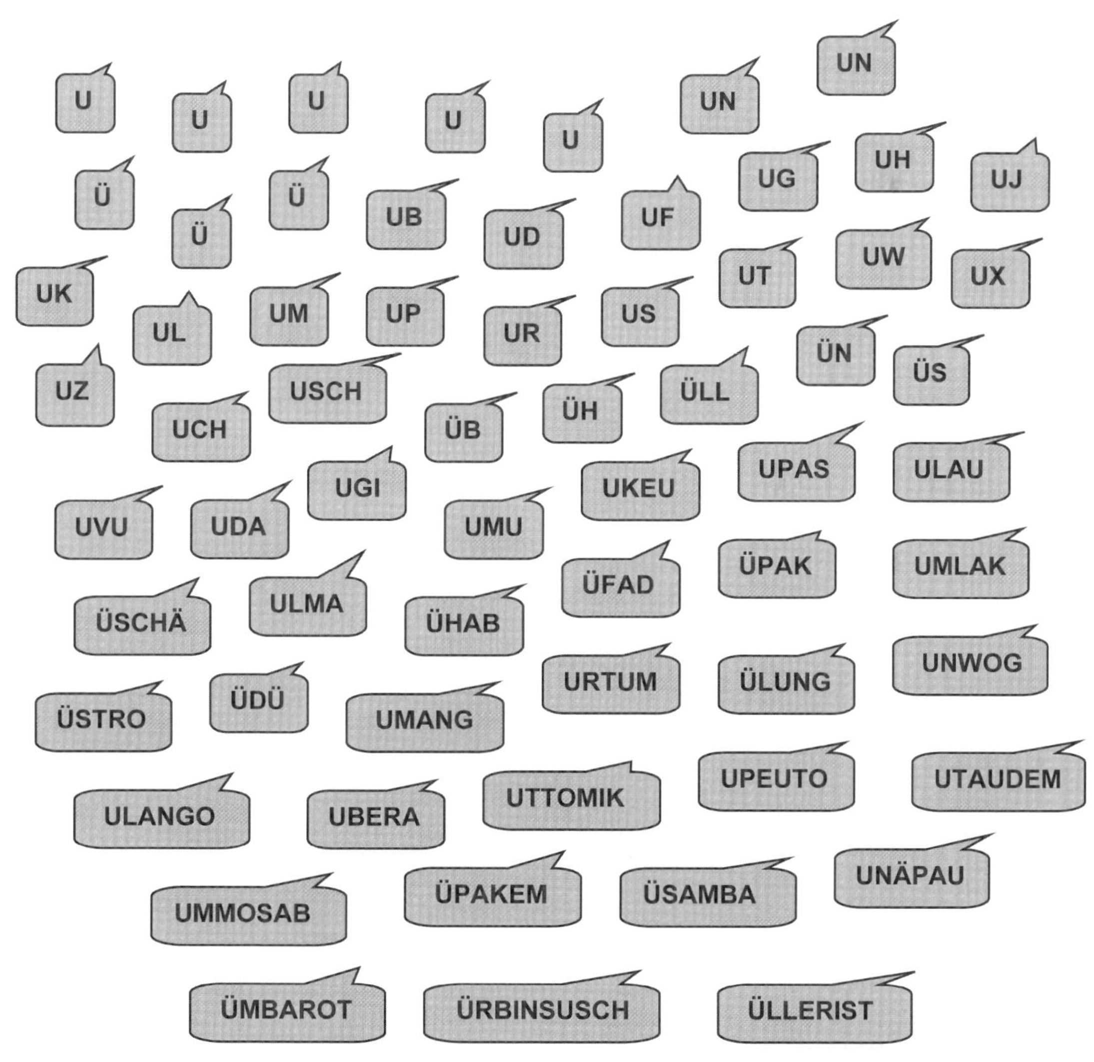

W w

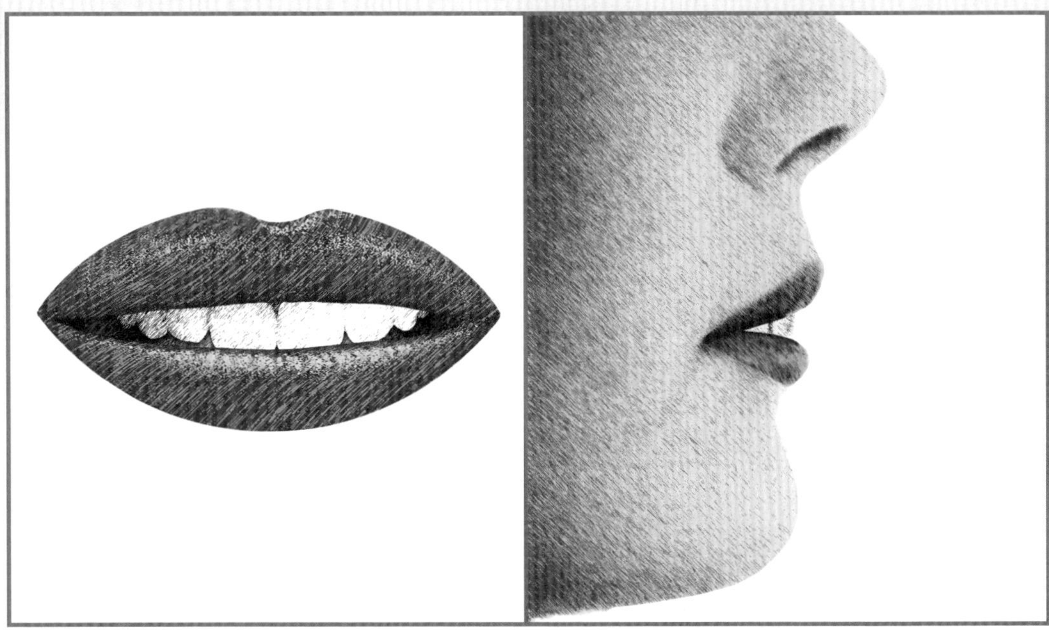

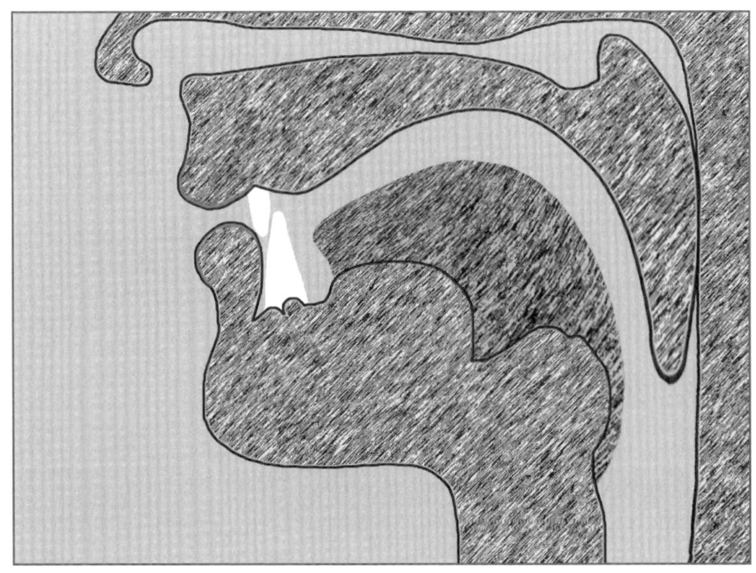

Lautbildung

Konsonant
Artikulationsart: Frikativ (Reibelaut)
stimmhaft
Artikulationsort: labiodental, Unterlippe berührt die obere Zahnreihe, Zunge liegt flach im Mund

(vgl. Wängler 1968)

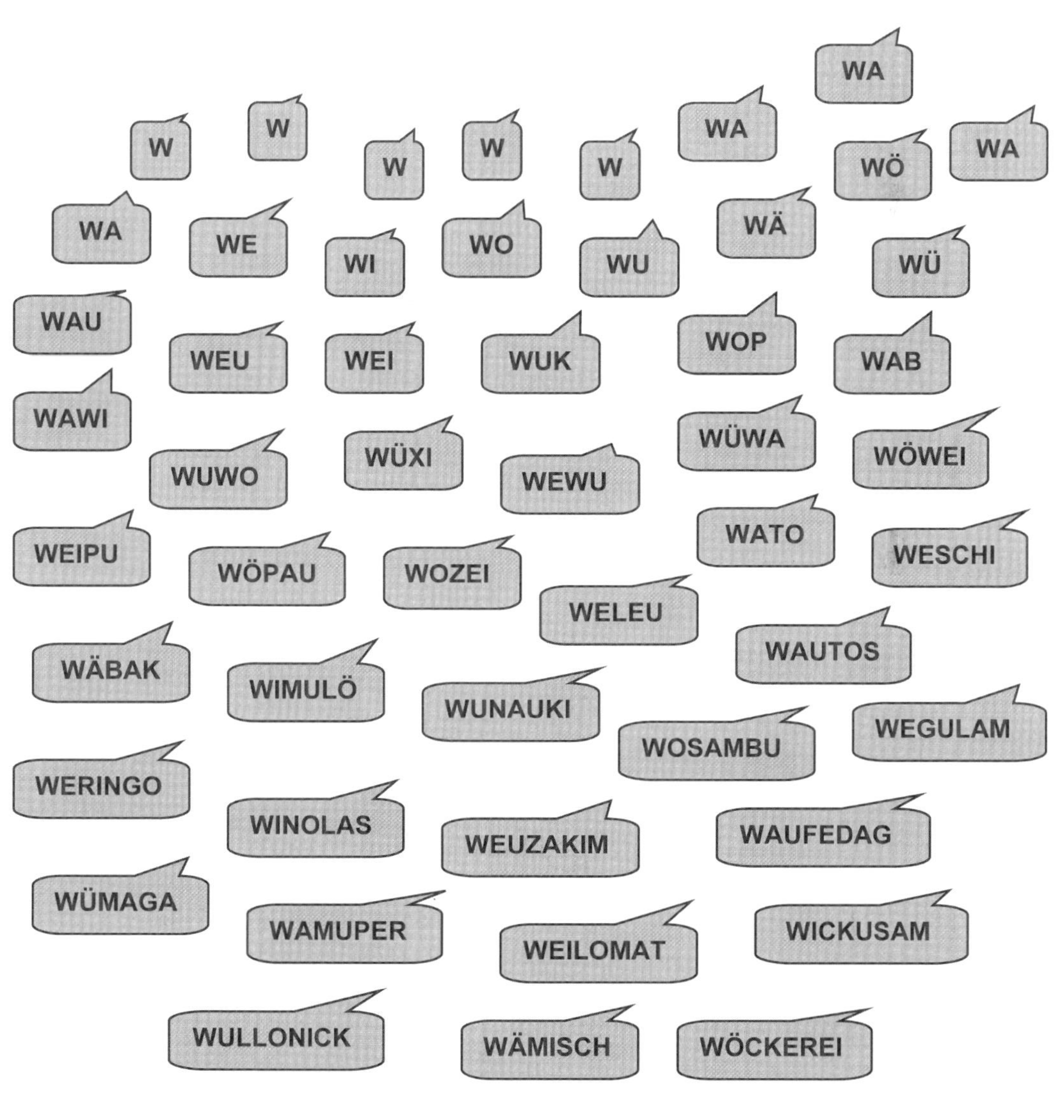

vergleiche hierzu Abbildungen zu S und T
(S. 50 und 52)

Lautbildung

Konsonant
Artikulationsart: Affrikat – Verschlusslaut mit folgendem Reibelaut → ts
stimmlos
Artikulationsort: alveolar (Zahndamm betreffend)
siehe [t] und [s]
(vgl. Wängler 1968)

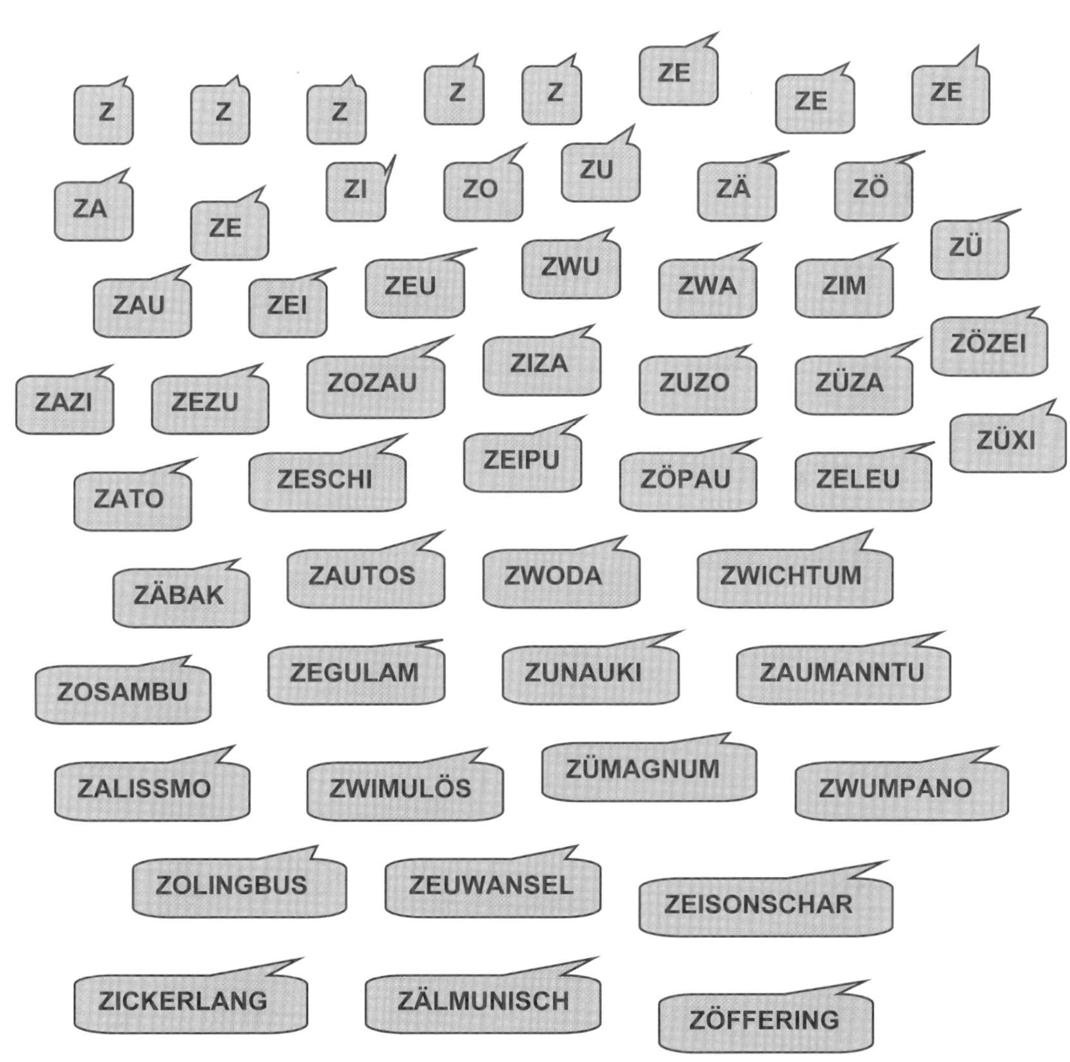

SCH sch

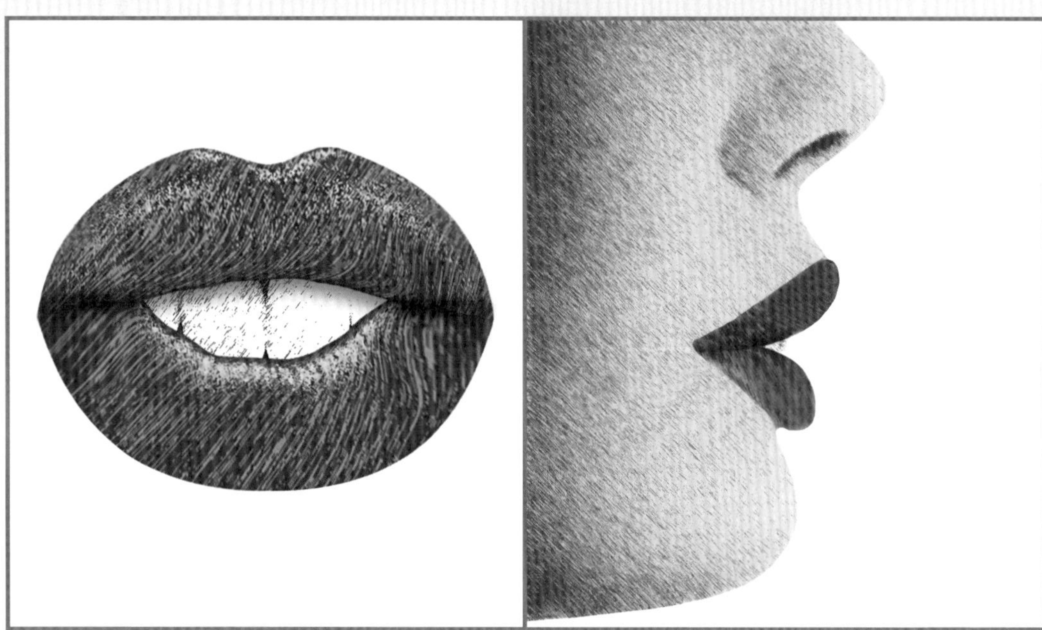

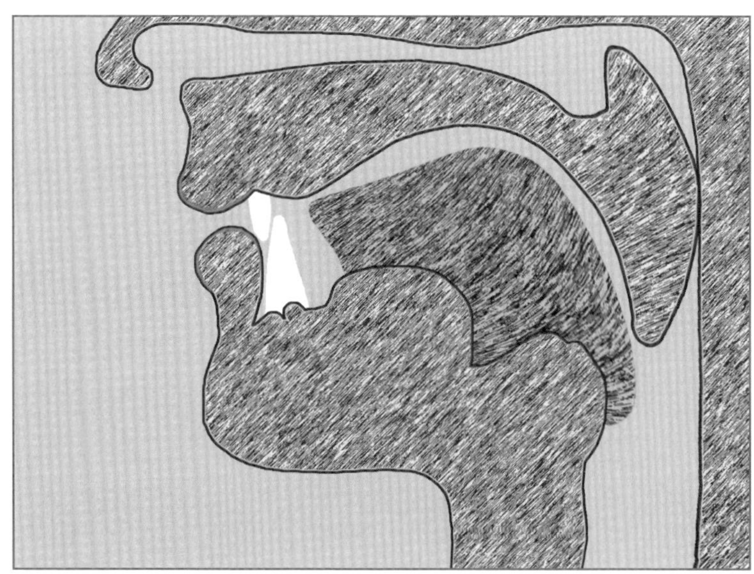

SCH... SP... ST...

Lautbildung

Konsonant

Artikulationsart:	Frikativ (Reibelaut) stimmlos
Artikulationsort:	alveolar – Zungenspitze leicht zurückgezogen, zum oberen Zahndamm zeigend, Zungenrücken aufgewölbt und seine Seitenränder liegen am Gaumen an, sagittale Rinnenbildung, Lippen vorgestülpt, geringer Kieferwinkel

(vgl. Wängler 1968)

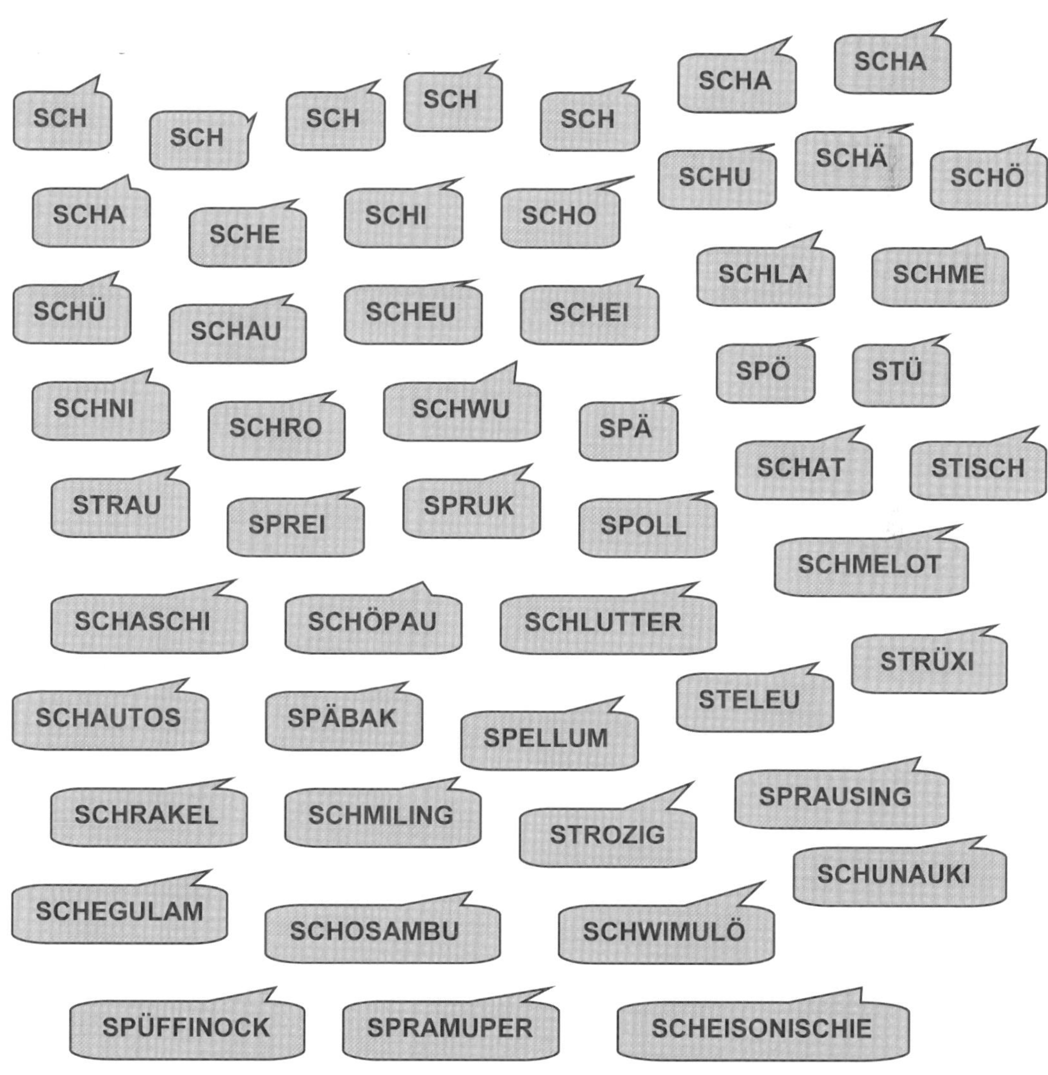

Wortebene

Ideen für Übungen auf Wortebene

- Wörter zu verschiedenen Oberbegriffen sammeln, z. B.: Nahrungsmittel, Kleidung, Möbel, Musikinstrumente, Tiere, Fahrzeuge, Sportarten usw.
- Thema: Lieblingssportarten, z. B.: Fußball → Namen von Fußballspielern, Fußballvereine, Begriffe aus dem Fußballspiel (Elfmeter, Abseits, Schiedsrichter usw.)
- Listen erstellen, z. B. zum Thema Reisen → Länder, die man bereisen möchte; Was nehme ich mit?
- Stadt, Land, Fluss …
- Memory-Spiel
- Gegensätze finden → groß – klein, dick – dünn, kalt – warm, usw.
- Scrabble-Spiel
- Ton- oder Videoaufnahmen

Anmerkung:
Auf dem Arbeitsblatt „Reimwörter“ ist Platz für eigene Ideen vorgesehen.

Einsilber	Zweisilber	Mehrsilber
Aal	abseits	Abendandacht
Aas	Achtung	Adressenaufkleber
ab	Adler	Adelsprädikat
Abt	Äffchen	Affenbrotbäume
acht	Affen	afrikanisch
Ahn	Agent	Aggressionsverhalten
Ahr	ähnlich	Agrarministerium
Akt	Ahorn	Ähnlichkeiten
Alf	aktiv	Ahnungslosigkeit
All	Alpen	Akademikerinnen
als	Alter	Akkordarbeiter
alt	Amme	Aktenvernichtungsgerät
am	Amok	Alibifunktion
Amt	Ämter	Alleinherrschaft
an	Anfall	Amerikanerinnen
Angst	Angel	Ameisenhaufen
arg	Applaus	Ananaskuchen
Arm	Ärger	Apfelsaftschorle
Art	artig	Arbeitslosigkeit
Ass	Asbest	Astronautenanzüge
Ast	Atlas	Atlantikkreuzfahrt
auch	atmen	Australienurlaub
auf	Auge	Aschermittwoch
aus	Auster	Aufbauprogramm
Axt	azur	Autoreparaturwerkstatt

Einsilber	Zweisilber	Mehrsilber
Bahn	baden	Badezimmereinrichtung
bald	Balkon	Balletttänzerinnen
Bank	Balsam	Bänkelsänger
Bann	Bankrott	Basaltgestein
Bär	bärtig	Bauunternehmer
Bast	bauen	Bedeutungswandel
Bauch	Becher	Beerenauslese
Baum	Beirut	Beisammensein
Beet	Bengel	Bermudadreieck
bei	Berlin	Beugehäftling
Bein	beten	Beutelratte
Berg	Beulen	Bienenköniginnen
Bett	Bibel	Bildungsministerium
Bier	Bienen	Bindegewebsschwäche
Bild	Binsen	Binnenschifffahrt
bin	bitten	Bodenseereise
Biss	Bogen	Bohrmaschinen
Boot	Bohnen	Bordsteinkante
Bor	borgen	Börsenspekulation
Bord	böse	Botschafterkonferenz
Boss	boxen	Büchsenöffner
Buch	Buche	Buchstabenrätsel
bunt	Bücher	Bügelfaltenhose
Burg	Bühne	Bundesligaspieler
Busch	Bullen	Burschenschaftler

Konsonantenverbindungen Bl-, Br-

Einsilber	Zweisilber	Mehrsilber
Bl-	**Bl-**	**Bl-**
blass	Blasen	Blankovollmacht
blau	Blaulicht	Blasinstrument
Blech	bleiben	Blauäugigkeit
Blei	blenden	Blechdosenarmee
bleu	Blinddarm	Bleivergiftung
Blitz	blinken	Blindenhundführerin
blöd	Blockwart	Blockierungen
blond	Blöße	Blödsinnigkeiten
Blüm	Bluse	Blütenstängel
Blut	Blüten	Blumenausstellungsraum

Einsilber	Zweisilber	Mehrsilber
Br-	**Br-**	**Br-**
Brand	Bratwurst	Brasilienurlaub
braun	Bräute	Bräunungsstudio
brav	Breite	Brausepulver
Brei	bremsen	Breitengrade
breit	brennen	Brennnessel
Brett	bringen	Brillenträgerinnen
Brief	Brocken	Brombeermarmelade
bring	brummen	Brötchensorten
Brot	brünett	Brühwürfel
Brunft	Brunnen	Brunsbüttel

Einsilber	Zweisilber	Mehrsilber
Dach	daheim	Dachdeckermeister
Damm	daher	Damenoberbekleidung
Dampf	Dame	Dämmerschoppen
Dank	Dämpfer	Dänemarkurlaubsreise
Deich	Däne	Danksagungsschreiben
dein	Dauer	Daunendecken
denn	Daumen	Dehnbarkeit
der	Defekt	deinetwegen
derb	Degen	Demokratieverständnis
deutsch	deiner	Denkprozesse
dick	Delfin	Deutlichkeit
die	deuten	Dezembernacht
Dieb	Dienstag	Diamantenschleifer
Dienst	diesig	Dienstaufsichtsbehörde
Ding	Distanz	Diplomdolmetscherin
dir	Distel	Dominospieler
Docht	Dohle	Dönerverkaufsstand
Dom	Doktor	Donnerstagstreffen
doof	Dollar	Dosenöffner
Dorf	dörflich	Duftwässerchen
Dorn	Dose	Düngemittelvertrieb
Duft	ducken	Dunkelheit
dumm	Dünen	Dunstabzugshaube
dünn	dunkel	Dürreperiode
Dunst	Dusche	Düsenjägerpilot

Konsonantenverbindung Dr-

Einsilber	Zweisilber	Mehrsilber
Dr-	**Dr-**	**Dr-**
Draht	Drama	Drachenflieger
drauf	draußen	Dramaturgie
Dreck	drehen	draufgängerisch
drei	Dreirad	Dreckschaufel
Dress	Dressing	Dreizimmerwohnung
Drill	dribbeln	Dressurreiten
drin	Drogen	Drillingsgeburt
Drink	Dröhnung	Drogenberatungsstelle
Drops	drüber	drübersteigen
drum	drunter	Drumherum

Einsilber
echt
Ei
ein
eins
Eis
elf
Ems
end-
eng
er
Ernst
erst
es
euch

Zweisilber
Ebbe
Eber
Echse
edel
Edmund
ehrlich
eilig
Eimer
Elfen
Emden
Emma
endlos
Engel
enorm
Epik
Erbsen
Erde
Ernte
Esche
Esel
essen
etwas
Eule
ewig
exakt

Mehrsilber
Ebenmäßigkeit
Ebsdorfergrund
Echtheitsprüfung
Edertalsperre
Effekthascherei
Egoismus
Ehepartnervermittlung
Eigentümerversammlung
Ekelhaftigkeit
Elefantendompteur
Elfmeterschütze
emanzipieren
Empfindungsvermögen
Endgeschwindigkeit
Energiewirtschaft
Epileptikeranfall
Epizentrum
Erdanziehungskraft
Erinnerungsvermögen
Eselsbrücken
Esszimmermöbel
Etappensieger
Europaabgeordneter
Ewigkeit
Examensfeier

Einsilber	Zweisilber	Mehrsilber
fahl	Fächer	Fabrikarbeiterstreik
Fang	Fackel	Fährenüberfahrt
Fass	Faden	Fahrkartenkontrolleur
faul	fähig	Fälligkeitstermin
Fee	Farbe	Familienministerium
Feind	fauchen	Fausthandschuhe
feist	Fäulnis	Federkernmatratze
Fell	Feder	Feierlichkeiten
fern	Fehler	Feinfühligkeit
Fest	Feier	Fernsehprogramm
feucht	Feigheit	Feuchtgebiete
fies	Felsen	Feuerwehreinsatzleiter
Fink	Feuer	Fieberthermometer
Fisch	Fieber	Finanzierungsplan
Fjord	finster	Fingerspitzengefühl
Föhn	Firma	Fördergelder
Form	Fohlen	Förmlichkeiten
Forst	folgen	Forschungsabteilungen
Fuchs	fördern	Fotoapparatständer
Fund	fühlen	Führungszeugnis
Funk	Fuhre	Füllfederhalter
für	Füller	Funkausstellung
Fürst	fummeln	Fußballweltmeisterschaft
Fuß	funkeln	Futterkrippensystem

Konsonantenverbindungen Fl-, Fr-

Einsilber	Zweisilber	Mehrsilber
Fl-	**Fl-**	**Fl-**
flach	Flamme	Flämischsprecher
Flair	Flanken	Flaschenöffner
Flaum	flauschig	Flausenerzähler
Fleck	fleißig	Fleckenentferner
Fleiß	flehen	Fleischverkäufer
flink	Fliegen	Fliegenpilzvergiftung
Floh	Flocken	Flohzirkus
flott	Flötist	Flötentöne
Flur	Flunder	Flugzeugabsturz
Fluss	flüssig	Flüssigkeitsbehälter

Einsilber	Zweisilber	Mehrsilber
Fr-	**Fr-**	**Fr-**
Fracht	Fragen	Fragezeichen
Frack	Frauen	Frauenfeindlichkeit
Frau	Freiheit	Freiheitskämpfer
frech	Fremde	Fremdenzimmer
frei	Freude	Freundlichkeit
frisch	Friseur	Friedensnobelpreis
Frist	Frohsinn	Fröhlichkeit
froh	frönen	Frotteehandtuch
Frucht	Früchte	Frühaufsteher
früh	fruchtig	Frustrationsgrenze

Einsilber	Zweisilber	Mehrsilber
Gang	Gaben	Gabelfrühstück
Gans	gähnen	Gähnanfall
gar	gären	Gänseblümchenstrauß
Gas	Garten	Ganztagsbeschäftigung
Gast	Gassen	Garderobenständer
Gau	Gäste	Gaumenfreude
Gaul	Gäule	Geburtstagsgeschenke
Geest	Gaumen	Gegenüberstellung
geil	Gefahr	Geigenspielerin
Geist	gehen	Generaldirektorin
gelb	Geier	Geologiestudent
Geld	Geister	Gewitterregen
Gen	Genuss	Gießkannenverkauf
Genf	Gerste	Ginsterbüsche
Gicht	Giebel	Gipfelkonferenz
Gier	gingen	Gitarrenbauer
Gift	Ginster	Goethehaus
ging	Gitter	Golfspielerinnen
Gold	Gockel	Gorillaweibchen
Golf	Gote	Götterdämmerung
Gong	göttlich	Gulaschkanone
Gott	günstig	Gültigkeitsdauer
Gunst	Gurke	Gummihandschuhe
Gurt	gütig	Gutartigkeit
gut	Gutmensch	Güternahverkehr

Konsonantenverbindungen Gl-, Gr-

Einsilber	Zweisilber	Mehrsilber
Gl-	**Gl-**	**Gl-**
Glanz	glänzend	Gladiatorenkämpfe
Glas	Glatteis	Glaubensbekenntnis
glatt	Glaube	Gläubigerforderung
gleich	Gleise	Gleichgewichtsstörung
Gleis	Gletscher	Gletscherspalten
glich	Glieder	Gliederschmerzen
Glied	Glimmer	Glöckchenläuten
glomm	Globus	Glockenblumen
Gloss	Glocke	Gluckenhaftigkeit
Glück	glucksen	Glühbirnenfassung
Glut	Glühwein	Glühwürmchen

Einsilber	Zweisilber	Mehrsilber
Gr-	**Gr-**	**Gr-**
Grab	graben	Gradwanderung
Graf	grämen	Grasmähmaschine
grau	grausam	Grässlichkeiten
Greis	Greisin	Graupensuppe
grell	Grenze	Greifvogelnest
Grieß	Griechin	Grenzüberschreitung
Grill	grollen	Griesgrämigkeit
grob	Größe	Größenwahnsinniger
groß	Großstadt	Großhandelskaufmann
Gruft	Grube	Grundbedingung
grün	grüßen	Gründungsmitglied

Einsilber	Zweisilber	Mehrsilber
Haar	haben	Haarwurzelentzündung
Hahn	häkeln	Haferschleimsuppe
Hai	Hälfte	Handelsabkommen
halb	Halsweh	Harmonikaspieler
Halt	Hammer	Hässlichkeiten
Hand	hängen	Hausverwaltung
Haus	hauchen	Hebammenausbildung
Haut	heben	Heidelbeerkuchenstück
Heck	heftig	Heinzelmännchen
Heer	Heimat	Herausforderung
Heim	heiser	Herrenbekleidung
heiß	heute	Heuschnupfenmittel
Hemd	Hexen	Hilfsbedürftigkeit
Hengst	hiesig	Himbeerkuchen
Herz	Himmel	Hiobsbotschaften
Heu	hingen	Höchstgeschwindigkeit
hier	Hobel	Hoheitsgewässer
hin	Höcker	Holunderbeersträucher
Hirn	Hoffnung	Hornissenschwarm
hohl	höflich	Hörspielaufnahme
Horn	Hufe	Hufschmiedwerkstatt
hübsch	Hühner	Hühneraugensalbe
Huhn	Husten	Hülsenfrüchte
Hund	Hunger	Humorlosigkeit
Hut	Hütte	Hundeausstellung

Einsilber	Zweisilber	Mehrsilber
ich	Ibis	Ibbenbüren
	Ibsen	Ichbezogenheit
ihm	Idee	Idealismus
	Idol	Identitätskrise
ihn	Idstein	Igelkaktus
	Igel	ihresgleichen
ihr	Iglu	Ikebana
	Igor	illegitim
Ilm	Iller	Iltisplage
	Ilse	Imagination
im	Iltis	Immergrünpflanzen
	Image	Immobilienmarkt
in	Imker	Inbetriebnahme
	immer	Indianerhäuptling
Inn	immun	Industriespionage
	Impfung	Innenarchitektinnen
ins	Inbrunst	Inselbewohner
	Ingo	Irlandurlauber
irr	Insekt	Irrgartenbesucher
	Insel	Irrsinnsglaube
iss	Iran	Isolationshäftlinge
	irdisch	Israelitinnen
ist	Irrtum	Istanbul
	Islam	Italienreise
	Iwan	Italowestern

Einsilber
ja
Jacht
Jagd
Jahr
Jan
Jang
je
Jens
jetzt
Jin
Joch
Jod
Jörg
Juist
jung
jüngst
Jupp
just
Jux

Zweisilber
Jacke
jagen
Jammer
Jauche
jauchzen
jäten
jeder
jemand
Jemen
jenseits
jiddisch
jodeln
Joga
Joghurt
Johann
johlen
Jojo
Jubel
jucken
Judas
Judo
Jugend
jünger
Jürgen
Jurist

Mehrsilber
Jagdberechtigungsschein
Jaguar
Jahrgangssekt
Jähzornigkeit
Jammerlappen
Januarurlaub
Jasminblütentee
Jauchegrube
jedermann
jemandem
Jerusalem
Jesuitenpater
Jesusbewegung
Jodeldiplom
Jogalehrerinnen
Johannesburg
Johannisbeerkuchen
Jordanienreise
Jubeljahre
Jubiläumsfeier
Judentum
Judokämpfer
Jugendkriminalität
Jugoslawien
Jupitermond

Einsilber	Zweisilber	Mehrsilber
Kahn	Käfig	Kabarettveranstaltung
Kalb	Kaiser	Kabinettssitzung
Kamm	Kammer	Kängurusprünge
Kant	Kasten	Käsehäppchen
Kauf	Katze	Katastrophenängste
kaum	Kaufhaus	keinesfalls
keck	kegeln	Kenntnisnahme
Keim	kehren	Keramikwerkstatt
kein	keifen	Kernkraftwerk
Kern	kentern	Kettenreaktion
kess	Keule	Kilimandscharo
Kiel	kichern	Kindergarten
Kind	Kiemen	Kinnhaken
Kinn	Kindheit	Kinoprogramm
Koch	Kiste	Kommissariat
komm	Köder	kompostieren
Korn	komisch	Kompromissbereitschaft
Kot	Komma	Konservennahrung
Kuh	König	Koordinationsfähigkeit
kühn	Konzert	Kultusministerium
Kult	Kübel	Kundenberatung
Kunst	Kummer	Kündigungsschutz
Kur	Kunde	Kürbiskernbrot
Kür	Kurden	Kurschatten
Kuss	Küste	Kurzurlaub

Konsonantenverbindungen Kl-, Kn-

Einsilber	Zweisilber	Mehrsilber
Kl-	**Kl-**	**Kl-**
klamm	Klärchen	Klabautermann
Klan	Klasse	Klarinettenunterricht
klar	Klausur	Klaustrophobie
Klaus	Klavier	Kleeblattsuche
Klecks	kleben	Kleisterpinsel
Klee	Kleie	Klementinensalat
Kleist	Klette	Klettverschlüsse
klipp	Klima	Klinikaufenthalt
Klo	klopfen	Klinkenputzen
Klon	Klöster	Klopapierrollenhalter
Kluft	Klugheit	klösterlich
klug	Klüngel	Kluburlauber

Einsilber	Zweisilber	Mehrsilber
Kn-	**Kn-**	**Kn-**
Knall	Knaben	Knabenchorleiter
knapp	knackig	Knäckebrot
Knast	Kneipe	Knebelungsverträge
Knatsch	kneten	Kneipenbesuche
Kneipp	knistern	Knickerbocker
Knie	knittern	Kniegelenke
Knirps	Knoblauch	Knochenbrüche
Knopf	Knoten	Knollenblätterpilz
Knüll	knüpfen	Knöterich
Knut	Knute	Knusperhäuschen

Konsonantenverbindung Kr- (Cr-)

Einsilber	Zweisilber	Mehrsilber
Kr-/Cr	**Kr-**	**Kr-**
Kraft	Kragen	Krabbensalatsoße
Krampf	Krähen	Kräfteverhältnisse
Kran	Kralle	Kranführer
krank	kramen	Kratzbürstigkeit
krass	kraulen	Kraulschwimmerin
kraus	Kräuter	Krawattenhalter
Kraut	cremen	Kreativität
Krebs	Kredit	Kreisverkehr
Kreis	Kreide	Krematorium
Creme	Kreuzung	Krepppapierrollenhalter
Krepp	Krise	Kreuzigung
Kreuz	Kritik	Kriminalkommissariat
Krieg	Krokus	Kriterium
Krim	Krone	Krokodilstränen
Christ	Krösus	Krönungszeremonie
Chrom	Krümel	Krötenwanderung
Krug	krümmen	Krügernationalpark
krumm	Kruste	Krustentiere

Einsilber	Zweisilber	Mehrsilber
lahm	lächeln	Labyrinthgang
Lahn	lachen	Lähmungserscheinungen
Lamm	Lampe	Langsamkeit
Land	lästig	Lateinamerikareise
lang	Laubbaum	Laubsägearbeiten
Laus	Leben	Läusevernichtungsmittel
laut	ledig	Lebensmittelvergiftung
Lee	Lehrer	Legehennenbatterie
leer	leise	Legislaturperiode
Lehm	Leistung	Lehramtsstudium
Leid	Leiter	Leichtsinnigkeit
Leim	leuchten	Leuchtturmwärter
lieb	leugnen	Libanon
Lied	lieben	Liebeskummer
Licht	Linsen	Liegestühle
links	Lippen	Lindenblütentee
Lob	listig	Lokalanästhesie
Loft	Lösung	Lokomotivführer
Lohn	Lüftung	Lorbeerblätter
Lok	Lügner	lösungsmittelfrei
Lord	Lunge	Lottogewinnerin
Luft	Lunte	Löwenmähne
Lump	Lupe	Lügenbaron
Lust	lustig	Lungenentzündung
Luv	Lyrik	Lustlosigkeit

Einsilber	Zweisilber	Mehrsilber
Mahl	machen	Magenschleimhaut
Mai	Magnet	Magisterprüfung
mal	Mängel	Maikundgebung
Mann	Männer	Männerfreundschaften
Markt	Märchen	Marathonläufer
März	Maske	Maultaschensuppe
Maut	Maulwurf	Mäusebussard
Meer	meckern	Meeresforschung
mehr	Meineid	Meisterprüfung
mein	Meinung	Mengenlehre
Mensch	melken	Mieterversammlungen
Mief	Mettwurst	Minderwertigkeitsgefühle
Milch	meutern	Ministerpräsident
mint	Mieter	Mirabellenmarmelade
mir	Mimik	Mitbestimmungsrecht
Mist	Mitglied	Möbelausstellungen
mit	Mohnfeld	Modeschöpferin
Mohn	Möhren	Momentaufnahme
Mönch	Molke	Monopolyspiel
Mond	Morgen	Montagsmaler
Moor	Motten	Morgenmuffel
Mord	Mücken	Mühelosigkeit
Mund	munkeln	Mummenschanz
Murks	munter	Musikinstrumente
Mut	Mutter	Musterschülerinnen

Einsilber	Zweisilber	Mehrsilber
Nacht	Nabel	Nachrichtensprecherin
nackt	Nacken	Nächstenliebe
nah	nähen	Nadelstreifenanzug
Naht	nämlich	Naherholungsgebiete
Neid	Nashorn	Nähmaschinenöl
nein	Natur	Naturerscheinungen
Nepp	neben	Nebelhörner
Nerv	Neiße	Nebensächlichkeiten
Nest	Nektar	Neigungswinkel
nett	Neptun	nervenaufreibend
neu	Nerven	Nettigkeiten
neun	neulich	Neueröffnungsangebote
nicht	niemand	Nichtschwimmerbecken
nie	niesen	Niedergeschlagenheit
Nil	Nilpferd	Nierenbeckenentzündung
Nils	Nippes	Nikolausstiefel
nimm	nörgeln	Nobelpreisträger
noch	normal	Nonnenkloster
Nord	Noten	Nötigungsdelikt
Norm	nötig	Notwendigkeit
Not	Notiz	Novembermorgen
Null	nüchtern	Nudelauflaufform
nur	Nudel	Nummernschilder
Nuss	Nüster	Nützlichkeitsdebatte
Nut	Nutzen	Nutzungsrechte

Einsilber	Zweisilber	Mehrsilber
ob	Ober	Oasen
	Obdach	Oberkellnerin
Obst	Ochsen	Objektivität
	ocker	Oderhochwasser
och	oder	Ödipuskomplex
	Ofen	Offenbarungseid
oft	Öffnung	Offensivfußballspieler
	ohne	offiziell
Ohm	Ohnmacht	Okkupation
	Ohrwurm	ökologisch
Ohr	Oma	Oktoberrevolution
	Onkel	Oleandersträucher
öd	Opal	Ölgemälde
	Oper	Olivenbaum
Öl	Optik	Ombudsmann
	Orden	Omnibusfahrer
Olm	Ordnung	Oppositionspartei
	Organ	Optimismus
Orb	Orgel	Organisationsgenie
	Orkan	Organspendeausweis
Orff	Oslo	Originalität
	Ostern	Ortsumgehungsstraße
Ort	Otmar	Ostdeutschland
	Otter	Österreich
Ost	oval	Ottomane

Einsilber	Zweisilber	Mehrsilber
Paar	Palme	Pädagogikprofessor
Papst	Panik	Pampelmusensaft
Park	Pappel	Panamakanal
Part	Päpste	Paradiesvogel
Pass	Paris	Paukenschläge
Paul	Pastor	Peitschenhiebe
Pech	Pause	Perfektionismus
Pein	Pedal	Pergamentpapier
Pelz	Pedant	Perlentaucher
Pep	Peitsche	Petersilienbeete
Pest	Pektin	Pfarrerausbildung
Pfad	Pensum	Pianospieler
Pfahl	Pfote	Pillendreher
Pier	Pickel	Pinkelpause
Pilz	Picknick	Pistazieneiscreme
Pin	Pinsel	Politikerrunde
pink	Pizza	Pönichen
Po	Pöbel	Posaunenkonzert
Pond	Podest	Possenreißer
Pop	Poet	Psychologiestudium
Post	Poster	Publikumsliebling
Pott	publik	Pullunder
Pu	Pudel	Pürierstab
Pulk	Puma	Puzzlespiele
pur	Püree	Pyramidenbau

Konsonantenverbindungen Pl-, Pr-

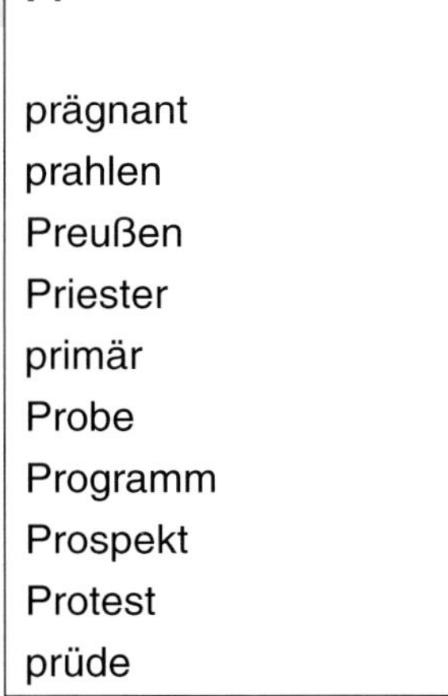

Einsilber	Zweisilber	Mehrsilber
Pl-	**Pl-**	**Pl-**
Plan	Plage	Plädoyer
plank	Planet	Planierraupe
Plaque	Plastik	Planschbecken
platt	Platin	Plantage
Plebs	Pleite	Plausibilität
Pli	Plektron	plebiszitär
Plopp	Plenum	Plexiglasscheibe
Plumps	Plunder	Pluralitätsprinzip
plus	plündern	Plusquamperfekt
	Plural	Plutoniumfässer
Pr-	**Pr-**	**Pr-**
Pracht	prägnant	Prädikat
Prag	prahlen	Pralinenschachtel
prall	Preußen	Praxistätigkeit
Preis	Priester	Preiselbeerkompott
Priel	primär	Pressefreiheit
Prinz	Probe	Primitivling
prompt	Programm	Prinzipienreiter
Prost	Prospekt	privilegiert
Prunk	Protest	Produktmanager
Prüß	prüde	Programmiersprache

Wortebene

Einsilber	Zweisilber	Mehrsilber
Quak	Quader	Qualifikationsspiel
Qual	Quadrat	Qualitätsmanagement
Qualm	Quäker	Quantensprung
Quant	quälen	Quarantäne
Quark	Quallen	Quarkplunder
Quart	Quäntchen	Quartettspiel
Quarz	Quartal	Quasimodo
Quatsch	quasi	Quasselstrippe
Queen	Quaste	Quecksilber
Queich	Quebec	Quellensteuer
quer	Quelle	Querschnittlähmung
quick	quengeln	Querulantentum
Quint	Quetschung	Quetschungen
Quips	quietschen	Quintessenz
Quirl	Quinta	Quittengelee
quitt	Quitten	quittieren
Quiz	Quittung	Quizmaster
quod	Quoten	Quotenregelung

Einsilber	Zweisilber	Mehrsilber
Rad	Raben	Rachefeldzug
Rahm	rächen	Radiomoderation
Rand	räkeln	Raiffeisenbank
Raps	Ranken	Raketenantrieb
raus	Rapsöl	Ränkespiele
Rausch	Raster	Ratenzahlungsvertrag
Recht	Räuber	Raubüberfall
Reet	Raufbold	Räumungsklage
Reh	Raute	Reaktionszeit
reif	Rechnung	Regelwidrigkeit
Reis	Reeling	Reinigungsunternehmen
Ren	Regen	Religionslehrerin
riet	Reichtum	Rennfahrerinnen
Rind	Reifen	Rhabarberkuchenstück
Ring	Richter	Rheumatismus
Rist	Riese	Riesengebirge
Rock	Riesling	Risikospiel
Rohr	Rippen	Robotersprache
Rolf	Robben	Romanschriftsteller
Rost	Rosen	Röntgenaufnahme
rot	Röte	Rübezahl
Ruhm	Rüben	Rufschädigung
Ruhr	Rubin	Ruheständlerinnen
Rumpf	Rubrik	Rührseligkeit
rund	Rügen	Russenmafia

Einsilber	Zweisilber	Mehrsilber
Saal	Safran	Sachbeschädigung
Saat	sagen	Samenbehälter
Sack	sägen	Sandkastenspiele
sanft	Salat	Sängerwettbewerb
Samt	Salbe	Sauerlandexpress
Saum	sauer	Seeumrundung
See	sausen	Seiteneingangstüren
sehr	Seele	Sekundenklebertuben
Seil	Seife	Semesterbeginn
sein	seltsam	Septemberanfang
seit	Sendung	Seuchenbekämpfung
selbst	Seuche	Seufzerbrücke
Senf	Sichel	Siebenschläfer
Sieb	Silber	Siegessäule
Sieg	singen	Simultansprecherinnen
Siel	Söhne	Sinfonieorchesterprobe
sind	Sommer	Söckchenhalter
so	Sonne	Solaranlage
soft	sorglos	Sommerferienreise
Sog	suchen	Sonderzulassung
Sohn	Sudan	Sonnenuntergang
soll	Sultan	Sudetenland
Sucht	Summe	Südseeinselurlaub
Sud	Sünde	Supermarktsangebote
Süd	Suppe	Suppeneinlage

Einsilber	Zweisilber	Mehrsilber
Taft	täglich	Tabellenform
Tag	Tagung	Tagesschaunachrichtensprecher
Takt	tanzen	Tangotänzer
Tal	Tasse	Tapetenkleister
Tank	Tastsinn	Tätowierungsstudio
Tau	tauchen	Tauschgeschäfte
Tee	täuschen	Täuschungsversuche
Teer	Täuschung	Teetassenwärmer
Teich	Teilung	Teichwiesenweg
Teil	Teller	Teilnahmslosigkeit
Test	Termin	Telefonzentrale
Tick	Teufel	Temperaturschwankungen
tief	Thema	Teutoburgerwald
Tier	Tiefe	Theologieprofessorin
Tim	Tinte	Tiefgaragenstellplatz
Tipp	Titan	Tippgemeinschaft
Tisch	toben	Töchterschule
Tod	tönen	Toilettenspülung
Tom	Tonne	Tolpatschigkeit
Ton	Torte	Tomatencremesuppe
Tor	total	Tontechnikstudio
Tüll	Tugend	Tuchfühlung
tun	Tulpen	Tunichtgut
Tür	Türkei	Turnunterrichtsstunde
Turm	Turnier	Türsteher

Konsonantenverbindung Tr-

Einsilber	Zweisilber	Mehrsilber
Tr-	**Tr-**	**Tr-**
Trab	Träger	Tragbahre
Tracht	Tragik	Traktorfahrer
träg	Traktor	Tränenflüssigkeit
Traum	träumen	Trauerkleidung
Treff	traurig	Treibhauseffekt
Trend	Treibsand	Treppenhaus
treu	Tresor	Tretmühle
Trick	treten	Treuhandgesellschafter
Trieb	trinken	Triefaugen
Tritt	Trio	triumphieren
Trost	Tropen	Trödelmarktware
Trott	Tropfen	Trompetenspieler
trüb	trösten	Tropeninstitut
Trug	Trubel	Trümmerhaufen
Trunk	Trübsal	Truppenübungsplatz
Trupp	Trunksucht	Truthenneneier

Einsilber
uff
Uhr
Ulf
Ulk
Ulm
um
und
uns
Urs
Uz

Zweisilber
U-bahn
übel
Übung
Ufer
Uhrwerk
Ukas
Ulbricht
Ulla
Ulme
Ultra
Umbra
Umsicht
umsonst
Umzug
Unfall
Unfug
unser
Unsinn
unter
Ural
uralt
Uran
Urban
Urne
Usus

Mehrsilber
Überhangmandate
Überlegungen
Überweisungsaufträge
Uckermark
Uferbefestigung
Uganda
Uhrzeigersinn
Ukraine
Ukulele
Ultimatum
Ultrakurzzeitgedächtnis
ultraviolett
Umschulungskurs
Umweltverschmutzung
Umzugskostenerstattung
Ungerechtigkeitssinn
Uniformträger
Universitätsstadt
Unüberwindbarkeit
Ureinwohner
Urteilsverkündung
Uruguay
Usambaraveilchen
Usbekistan
Utensilien

Einsilber	Zweisilber	Mehrsilber
Wal	Waage	Wacholderbeerenstrauch
Wald	Währung	Wahlberechtigung
Wand	wälzen	Währungsunion
wann	wärmen	Wanderausstellung
Watt	warum	Wankelmütigkeit
Weg	Wasser	Wäschetrockner
Wehr	wegen	Wegbeschreibung
weich	Wehmut	Wehleidigkeit
weil	weiblich	Wehrdienstverweigerung
weiß	Weile	Weidenkätzchengesteck
wenn	Wellen	Weihnachtsgeschenke
Werft	wichtig	Weltmeisterschaftstitel
wie	wieder	Widerstandsfähigkeit
will	winken	Winkeladvokat
Wind	Wochen	Wirkungslosigkeit
Wink	wohnen	Wochenendhäuschen
Wirt	wölben	Wohnzimmertapete
wo	Wolken	Wölfinnen
wohl	Wonne	Wortbedeutungslehre
Wolf	Wörter	Wörterbücher
Wort	Wucher	Wühlarbeiten
Wunsch	Wunder	Wünschelrutengänger
Wurst	wünschen	Wunschzettel
wüst	Wurzel	Wurzelbehandlung
Wut	wütend	Wutausbrüche

Mehrsilber
Xanten
Xanthippe
Xaver
X-Beine
Xenia
Xenon
Xenonlampe
Xylophon
Xylophonspielerin
Xenophobie

Einsilber	Zweisilber	Mehrsilber
zäh	zackig	Zaghaftigkeit
zahm	zahlbar	Zähflüssigkeit
Zank	Zähne	Zahlungsunfähigkeit
zart	Zange	Zahnarztbehandlung
Zaum	Zäpfchen	Zapfenstreich
zehn	Zauber	Zaubervorstellung
Zeit	Zebra	Zechprellerei
Zell	Zecken	Zehenspitzengang
Zelt	Zeder	Zeichenerklärung
Zeug	Zeichnung	Zeitungsabonnement
Ziel	Zeugwart	Zementierung
Zier	Zickzack	Zerrissenheit
Zimt	Ziegen	Zeugenvernehmung
Zink	ziemlich	Ziegelbrennerei
Zinn	zittern	Zigarettenschachtel
Zoff	zögern	Zimmervermittlungsbörse
zog	zornig	Zollvergünstigungen
Zoo	Zoten	Zonengrenzgebiet
Zorn	Zottel	zornentbrannt
zu	Zuchthaus	Zudringlichkeit
Zug	Zucker	Zugbrückenleiter
Zunft	Zugluft	Zündvorrichtung
zur	zünftig	Zungenbändchen
zwei	zurück	Zusammenfassung
zwölf	zwanzig	Zwangsversteigerung

Einsilber	Zweisilber	Mehrsilber
Schach	Schaden	Schadensregulierung
Schaf	schaffen	Schädlingsbekämpfung
Schalk	Schalter	Schallgeschwindigkeit
Scham	Schärfe	Schamlosigkeit
Schau	Schauer	Schaufensterpuppen
Schaum	Schaukel	Scheinheiligkeit
Scheck	scheinbar	Scheiterhaufen
scheel	Schema	schemenhaft
Schein	schellen	Schenkungsurkunde
Schelm	schenken	Scherenschnitte
Schenk	Scheune	Scheußlichkeiten
scheu	schieben	Schiedsrichtergespann
Schicht	Schimmel	Schimmelpilze
schief	Schinken	Schinkenauflauf
schien	Schicksal	Schisprungschanze
Schiff	Schönheit	Schockerlebnisse
schon	schonen	Schöffengericht
schön	Schornstein	Schokoladengeschäft
Schopf	Scholle	Schönheitskönigin
Schorf	Schule	Schonungslosigkeit
Schoß	Schuster	Schuhmachermeister
Schub	Schuppen	Schuldnerberatung
Schuh	schürfen	Schulentlassungsfeier
Schund	Schürze	Schüleraustausch
Schutz	Schüssel	Schürzenjäger

Einsilber	Zweisilber	Mehrsilber
Schl-	**Schl-**	**Schl-**
Schlaf	schläfrig	Schlafanzughose
Schlamm	schlagen	Schlämmkreide
schlank	Schlangen	Schlaraffenland
schlau	Schlappen	Schlauchbootfahrer
schlecht	Schlaufen	Schlehdornbüsche
Schlei	Schlegel	Schleimabsonderung
Schleim	Schleier	Schleppnetzfischerei
schlemmt	schlemmen	Schleudertrauma
schlicht	Schleuse	Schließfächerinhalt
schlief	schließen	Schlingpflanzen
schlimm	Schlitten	Schlittschuhläuferinnen
Schloss	Schlosser	Schlossbesichtigung
Schlot	Schlote	Schlotfegermeister
schlug	Schluchten	Schluderigkeiten
Schlund	schlummern	Schlummerkissen
Schluss	schlüpfrig	Schlüsselblumen
Schm-	**Schm-**	**Schm-**
Schmäh	schmächtig	Schmachtlocken
schmal	schmackhaft	Schmalbrüstigkeit
Schmalz	schmatzen	schmarotzerhaft
Schmand	schmausen	Schmauchspuren
Schmaus	schmecken	schmeichelhaft
schmeckt	Schmeichler	Schmerzensgeldklage
schmeiß	Schmerbauch	Schmetterlingsflügel
Schmelz	schmiegen	Schmiedehandwerk
Schmerz	schminken	Schmiegsamkeit
Schmied	schmissig	Schminkköfferchen
schmink	Schmöker	Schmirgelpapier
schmiss	Schmollmund	Schmollwinkel
schmolz	schmoren	Schmorbraten
Schmu	schmücken	Schmuckkästchen
Schmuck	Schmuggel	Schmunzelmonster
Schmutz	schmusen	Schmusekatze

SCHN- SCHR- SCHW-

Einsilber	Zweisilber	Mehrsilber
Schn-	**Schn-**	**Schn-**
Schnack	Schnaken	Schnabeltasse
Schnaps	schnappen	Schneefallgrenze
schnauz	Schnauze	Schnittmusterbogen
Schnee	Schnecken	Schnodderigkeit
Schneid	Schneefall	Schnupftabakdose
schneit	schneiden	Schnallenschuhe
schnell	Schnickschnack	Schnäppchenjäger
Schnitt	schniegeln	schneckenförmig
Schnitz	Schnipsel	Schniefnasen
schnob	Schnorchel	Schneiderwerkstatt
Schnur	Schnörkel	Schnitzelessen
schnurr	schnorren	Schnellverfahren
	schnüffeln	schnurgerade
	Schnupfen	Schnürsenkel
	schnüren	Schnauzbartträger
Schr-	**Schr-**	**Schr-**
schrak	Schramme	Schraubenzieher
Schrank	Schranke	Schreckensherrschaft
Schreck	Schrauben	Schriftprobe
schrill	schrecklich	Schrottplatzwärter
schroff	schreiben	Schrubberstab
schräg	schrieben	Schrotflintenjäger
Schrot	schriftlich	Schrebergarten
schrieb	schroten	Schreinerarbeiten
Schrei	schrullig	Schrotthändler
Schritt	schrumpfen	schrumpelig
Schw-	**Schw-**	**Schw-**
Schwamm	Schwabe	Schwalbennester
Schwan	Schwäche	Schwankungen
Schwank	Schwachsinn	Schwarzwälderkirschtorte
schwarz	Schwefel	Schwebebalkenkür
Schwein	schweigen	Schweißarbeiten
schwer	schwenken	Schwellenangst
schwieg	Schwester	Schwerelosigkeit
Schwips	schwierig	Schwertlilien
schwor	schwingen	Schwiegermutter
schwül	schwofen	Schwimmlehrerin
Schwung	schwören	Schwunglosigkeit
Schwur	schwülstig	Schwurgerichte

Wortebene

Einsilber	Zweisilber	Mehrsilber
Spa-	**Spa-**	**Spa-**
Spalt	Spähtrupp	Sparkassenleitung
Span	Spannung	Spätsommerausflug
Spaß	Sparbuch	Spaziergängerinnen
spät	Speichen	Speiserestaurant
Speck	spenden	Spendenaufrufe
Speer	Spesen	Spezialanfertigung
Speis	Spiegel	Spielwarenhandlung
Spiel	Spinnen	Spinnradsammlung
Spind	Sporen	Sportveranstaltung
spitz	Sportler	Spöttelei
Sport	spöttisch	Spuckvogel
Spott	spucken	Spukgeschichtenerzähler
Spund	spulen	spülmaschinenfest
Spur	spülen	Spekulationsobjekte
Spr	**Spr-**	**Spr-**
sprach	Sprache	Sprachlosigkeit
sprang	sprechen	Sprachwissenschaftlerin
Spray	spreizen	Sprechstundenhilfe
Spree	Sprenkel	Spreewaldgurken
Spreu	sprießen	Spreizdübel
sprich	Springmaus	Sprengstoffexperte
sprieß	spritzen	sprichwörtlich
spring	spröde	Springbrunnen
Sprint	Sprossen	Spritzigkeit
Sprit	Sprössling	Sprossenwandkletterer
Spross	Sprotten	Sprüchesammlung
Spruch	Spruchband	Sprudelwasserkasten
sprüh	Sprudel	Sprühregen
Sprung	Sprüher	Sprungfedermatratze
	Sprünge	Sprunghaftigkeit

ST- STR-

Einsilber	Zweisilber	Mehrsilber
St-	**St-**	**St-**
Staat	standen	Stahlindustriearbeiter
Stadt	Stapel	Stammtischabend
stank	Ständer	Stärkungsmittelchen
Staub	Stausee	Stehaufmännchen
Steg	stehlen	Steinkohlebergwerk
steil	steigen	Sterbeversicherung
stell	stellen	Steuerhinterziehung
Stich	Steuer	Stiefmütterchen
Stier	Stiefel	Stimmungswechsel
still	stinken	Stoßdämpferschaden
Stock	Stola	Stottererselbsthilfegruppe
Stör	stolpern	Stubenhockerdasein
Stoß	stören	Stumpfsinnigkeit
stumm	Stufen	Stützbalken
stur	Stunde	Störungsstelle
Sturz	stürzen	Staubsaugerbeutel
Str-	**Str-**	**Str-**
Strahl	Strafe	Sträflingskleidung
stramm	sträflich	Strapazierfähigkeit
Strand	strampeln	Straßenverkehrsordnung
Strang	straucheln	Straußenfedern
Strauch	streben	Strebsamkeit
Strauß	Strecke	Streckenführung
Streik	streichen	Streichholzschachtel
streng	streunen	Streifenhörnchen
Stress	stricken	Streufahrzeuge
Streu	Striemen	Strickmusterhefte
Strich	Strolche	Striegelbürste
strikt	strömen	stromlinienförmig
Stroh	Strophe	Strömungslinien
Strom	Strudel	Strukturlosigkeit
Strumpf	Struktur	Strumpfhaltergürtel
Strunk	Strümpfe	Struwwelpeter

Reimwörter – Konsonant + Vokal A						
Aal Baal fahl kahl Mahl Pfahl prahl Saal Schal Stahl Strahl Tal Wahl Zahl	acht Fracht Jacht kracht lacht Macht Nacht Pacht Pracht sacht Schacht Schlacht Wacht	Fragen Hagen jagen klagen Kragen lagen Magen nagen plagen ragen sagen tagen tragen Wagen zagen	Bahn Hahn Jahn Kahn Klan Kran Lahn Pan Span Wahn Zahn	All Ball Drall Fall Hall Knall Schall Schwall Stall Wall	Band Brand fand Hand Land Pfand Rand Sand Stand schwand Strand Tand Wand	Bank blank Dank Frank krank Schrank stank Tank trank Zank
Basen Blasen gasen glasen grasen Hasen Nasen Phasen Phrasen Vasen	brassen fassen Gassen hassen Kassen Klassen krassen lassen Massen nassen passen Rassen Tassen Trassen	Ast Bast fast Gast Hast Knast Last Mast passt Quast Rast schasst	Gatte glatte hatte Latte Matte Patte Platte Ratte satte Watte	blähten Drähten jäten krähten mähten nähten säten schmäh- ten spähten	Baum Flaum kaum Raum Saum Schaum Traum Zaum	Bau blau flau Frau Gau grau lau mau Pfau rau Sau Schau schlau Stau Tau

Reimwörter – Konsonant + Vokal E					
Beben	Becken	Heer	Eder	Degen	bellen
eben	checken	kehr	Feder	fegen	Dellen
geben	Decken	leer	jeder	gegen	Ellen
heben	Flecken	Meer	Leder	hegen	Fellen
kleben	Hecken	sehr	weder	legen	grellen
Leben	lecken	Speer	Zeder	pflegen	hellen
neben	necken	Teer		Regen	Kellen
Reben	recken	Wehr		Segen	pellen
schweben	schmecken			Stegen	prellen
streben	Schnecken			wegen	Quellen
Theben	Schrecken				Schellen
weben	stecken				Schwellen
	strecken				stellen
	wecken				Wellen
	Zecken				Zellen
	Zwecken				
derben	Blessen	Bett	Bein	feilen	Beute
Erben	dessen	Brett	dein	eilen	deute
gerben	essen	Fett	ein	geilen	freute
Kerben	fressen	Klett	fein	heilen	heute
Serben	Hessen	Mett	Hein	keilen	Leute
Scherben	kessen	nett	kein	Meilen	Meute
sterben	messen	rett	klein	peilen	reute
Verben	pressen	Set	mein	pfeilen	scheute
werben	stressen	Zett	nein	seilen	streute
	wessen		Pein	steilen	
			rein	teilen	
			Schein	weilen	
			Schwein	Zeilen	
			sein		
			Stein		

Reimwörter – Konsonant + Vokal I					
blieben Dieben Grieben Hieben lieben rieben sieben schieben schrieben trieben	bricht dicht Gicht Licht nicht Pflicht Sicht Schicht schlicht spricht sticht Wicht	blicken dicken flicken kicken klicken nicken picken schicken spicken sticken stricken ticken Wicken zicken	bieder Flieder Frieder Glieder Lieder Mieder nieder wieder	biegen fliegen kriegen liegen siegen Riegen schmiegen schwiegen stiegen wiegen Ziegen	Bingen bringen Dingen dringen fingen gingen hingen klingen ringen singen schwingen wringen zwingen
blinken Finken hinken Klinken linken sinken Schinken schminken stinken trinken winken Zinken	blind find Kind lind Rind sind Wind	dippe flippe Grippe Kippe Klippe Krippe Lippe nippe Rippe Sippe Schippe Strippe tippe Wippe	bliesen diesen fiesen Fliesen Krisen miesen niesen Riesen schießen sprießen Wiesen	bist Christ Frist ist List Mist Rist trist Twist Zwist	bitten dritten fitten Fritten glitten kitten litten mitten ritten Sitten stritten Tritten

Reimwörter – Konsonant + Vokal O					
Bloch doch Joch Koch kroch Loch noch och roch	bocken blocken Brocken docken Flocken Glocken hocken Locken Nocken Pocken rocken Socken schocken stocken trocken zocken	Bogen Drogen flogen Rogen sogen Wogen zogen	Bohlen Dohlen Fohlen holen johlen Kohlen Molen Polen Sohlen	grollen Pollen quollen rollen sollen Schollen schwollen Stollen wollen vollen zollen	Born Dorn Horn Korn Sporn vorn Zorn
Bor Chor Chlor Dor fror Moor Ohr Rohr Tor vor	bloß Floß groß Kloß Los Moos Schoß Stoß	Dose Hose Lose Pose Rose	Brote Gote kote Lote Note Pfote Quote rote Schote schrote Tote Zote	Blöcke Böcke Pflöcke Röcke Stöcke	dröhnen föhnen höhnen klönen schönen Söhnen stöhnen tönen

Reimwörter – Konsonant + Vokal U					
Buchen fluchen Kuchen suchen	Bucht Flucht Frucht Schlucht Sucht Wucht Zucht	Bug Flug klug Krug Lug Pflug Trug Zug	Bummel Fummel Hummel Pummel Rummel Schummel Stummel	Bund Fund Grund Hund kund Mund rund Schund Schwund und wund	Dur Flur Kur nur pur Schnur Schur Spur stur Uhr zur
Bus Fluss Guss Kuss muss Nuss plus Schuss Schluss Stuss	Blut Brut Flut gut Glut Hut Mut ruht tut Wut	Butter Futter Kutter Luther Mutter	bücken Brücken drücken glücken Krücken Lücken Mücken pflücken Rücken schmücken Stücken Tücken zücken	Bügel Flügel Hügel Prügel Zügel	Bühne Düne grüne Hüne kühne Sühne

Mitgliedsstaaten der Europäischen Union
(in alphabetischer Reihenfolge, Stand 2021)

Länder	Hauptstädte
Belgien	Brüssel
Bulgarien	Sofia
Dänemark	Kopenhagen
Deutschland	Berlin
Estland	Tallinn
Finnland	Helsinki
Frankreich	Paris
Griechenland	Athen
Irland	Dublin
Italien	Rom
Kroatien	Zagreb
Lettland	Riga
Litauen	Vilnius
Luxemburg	Luxemburg
Malta	Valletta
Niederlande	Amsterdam
Österreich	Wien
Polen	Warschau
Portugal	Lissabon
Rumänien	Bukarest
Schweden	Stockholm
Slowakei	Bratislava
Slowenien	Ljubljana
Spanien	Madrid
Tschechien	Prag
Ungarn	Budapest
Zypern	Nikosia

Bundesländer und Landeshauptstädte von Deutschland
(in alphabetischer Reihenfolge)

Bundesländer	Landeshauptstädte
Baden-Württemberg	Stuttgart
Bayern	München
Berlin	Berlin
Brandenburg	Potsdam
Bremen	Bremen
Hamburg	Hamburg
Hessen	Wiesbaden
Mecklenburg-Vorpommern	Schwerin
Niedersachsen	Hannover
Nordrhein-Westfalen	Düsseldorf
Rheinland-Pfalz	Mainz
Saarland	Saarbrücken
Sachsen	Dresden
Sachsen-Anhalt	Magdeburg
Schleswig-Holstein	Kiel
Thüringen	Erfurt

Deutsche Bundespräsidenten und Bundeskanzler ab 1949

(in chronologischer Reihenfolge)

Bundespräsidenten	Bundeskanzler
Theodor Heuss (1949-1959)	Konrad Adenauer (1949-1963)
Heinrich Lübke (1959-1969)	Ludwig Erhard (1963-1966)
Gustav Heinemann (1969-1974)	Kurt Georg Kiesinger (1966-1969)
Walter Scheel (1974-1979)	Willy Brandt (1969-1974)
Carl Carstens (1979-1984)	Helmut Schmidt (1974-1982)
Richard von Weizsäcker (1984-1994)	Helmut Kohl (1982-1998)
Roman Herzog (1994-1999)	Gerhard Schröder (1998-2005)
Johannes Rau (1999-2004)	Angela Merkel (seit 2005)
Horst Köhler (2004-2010)	
Christian Wulff (2010-2012)	
Joachim Gauck (2012-2017)	
Frank-Walter Steinmeier (seit 2017)	

Satzebene

Ideen für Übungen auf Satzebene

- Als Übergang von Wort- auf Satzebene bieten sich Lückensätze an.
- Personenbeschreibung oder Bildbeschreibung mittels einfacher Sätze bzw. Reihensätze, z. B.: Ich heiße …, Ich bin … groß usw. bzw.: Ich sehe ...
- Sätze bilden, z. B.: Man zieht eine Wortkarte und bildet daraus einen Satz. Hierbei sind Reimwörter hilfreich, z. B.: Th: Norbert ist wohl krank. P: Er sitzt in seinem Schrank.
- Frage – Antwort
- Ratespiele
- Ton- oder Videoaufnahmen

Anmerkung:
Um die gewünschte Technik effektiv zu trainieren, ist es sinnvoll, als Therapeut/in immer wieder die Vorbildfunktion zu übernehmen, d. h. die Übung im Wechsel (Therapeut/in – Patient/in) zu gestalten.

1. Angelika arbeitete abends.

2. August argumentierte äußerst ahnungslos.

3. Anita ähnelte Aschenputtel außerordentlich.

4. Amalie aus Augsburg aß absolut gerne Ananas.

5. Am Adriastrand angelte Anselm achtzehn alte Aale.

6. Athletin Annabella ächtete alle Amphetamine.

7. Andreas alberte abends ausgelassen auf der Abiturientenfeier in Aachen.

8. Anette, ambitionierte Ärztin, ärgerte Achim mit asiatischer Akupunktur.

9. Alexander antwortete augenblicklich, absolut abgeklärt auf alle albernen Anfragen.

10. Am Abend aß Andrea ausschließlich achtzehn appetitlich angedünstete Artischockenherzen.

11. Als Alfons, aus Augsburg ankommend, an Andreas Auto anklopfte, achtete Andrea ausschließlich auf Alfons aufreizende Augen.

12. Alberta Appenzell, alias Alexandra Äußerlich aus Amöneburg, agierte außerordentlich abenteuerlich am Abhang.

13. Antonia achtete allerdings aufgebracht auf andere atemberaubende und Angst auslösende Anzeichen des äußerst attraktiven Alfons.

14. Alexa und Albert akklimatisierten sich äußerst schnell bei ihren Abenteuerreisen durch Amerika, Asien, Afrika und Australien.

15. Anselm Abendrot achtete bei seinem alleinigen Aufenthalt in Andalusien auf alle von der Agentur angebotenen Aktivitäten.

1. Beate backte Brezeln.
2. Babette besaß billige braune Ballerinas.
3. Bastian borgte bei Berta blaue Banknoten.
4. Babette bügelte beigefarbene Blusen und Bermudas.
5. Bert Bond und Bianca Bund bestellten Bohnensalat und Barsch.
6. Berthold bestückte seine Bibliothek mit brillanten Bestsellern.
7. Berthold, Barbara, Bengt und Brigitte bummelten beschwingt durch Budapest.
8. Bodo Ballermann beobachtete bösartige Bestien beim Baden.
9. Blöde blaue Blumen blühten vor Blondies blamabler blinkender Blechhütte.
10. Birte Babbel und Boris Bubenbauer buchten ihren baldigen Badeurlaub auf den Bermudas.
11. Bianca bepflanzte ihre Blumenbeete mit Begonien, Buschwindröschen, Bärlauch und Baccararosen.
12. Beatrice brachte Bodo besonders brauchbare Broschüren über bestimmte Bohrmaschinen aus dem Baumarkt mit.
13. Brav brachte Brigitte Brecht Brunhilde Bries braunes, bröckeliges Brot mit breiiger Brüsseler Brombeermarmelade.
14. Birte besorgte blitzschnell besonders billige, bunte Bikinis und Badehosen in einer Berliner Boutique.
15. Bastian – Beiname Balduin, von Beruf Butler – backte Brote, Brötchen und Birnenkuchen für die beliebte Bäckerei seines Bruders Burghard in Bielefeld.

1. Dieter döste dauernd.

2. Darf Doris die Daten dechiffrieren?

3. Detlef durfte drei dämliche Dinge durchführen.

4. Der Doktor dramatisierte Dagmars Daumenbruch.

5. Die Dachdecker deckten das Dach mit dünnen Dachziegeln.

6. Doris und Dietmar dribbelten drei Stunden durch Dudenhofen.

7. Dornige Disteln bedrohten das dänische Dorfleben dauerhaft.

8. Dietmar Duden drehte dutzende dramatische Dokumentarfilme.

9. Dagobert, der doofe Dorftrottel, dümpelte donnerstags durch die Dünen.

10. Dennis durchreiste Dänemark und Deutschland in dreizehn denkwürdigen Tagen mit der Dampfeisenbahn.

11. Donnerstag dankte Dietlinde dem draufgängerischen Detlef für den dekorativen Dahlienstrauß.

12. David Dunst durchdachte die diversen dämlichen, derben, dummdreisten Darbietungen der Duisburger Dünnbrettbohrer.

13. Der drollige, draufgängerische Drache Dribbel drängelte den dreckigen Druiden Drüben zum dramatischen Dreisprung.

14. Detektiv Dudenheuser durchsuchte dreizehnmal die düstere Dachgeschosswohnung des dämlichen Diebes Dagobert.

15. Die damenhafte Dorothea aus Düsseldorf dachte dauernd an Dornröschen, das durch Donalds Degen aus dem Dauerschlaf befreit wurde.

1. Eva erledigte einiges.

2. Ernst erschien echt enorm eigenartig.

3. Elisabeth empfing Edwin zum Essen.

4. Egon erntete Endivien- und Eisbergsalat.

5. Elf energische Engländer enterten Emils einmaligen Einbaum.

6. Einzelgänger Ewald erzählte einige erfreuliche Episoden.

7. Elfriede Ebenso erntete erstmals eifrig einen Eimer edler Erdbeeren.

8. Edeltraut, Elisabeth, Emmanuel und Erich eilten enthusiastisch nach England.

9. Eine empfindliche Ente und ein energischer Erpel essen echten Emmentaler.

10. Elf emsige Elefanten essen in Essig eingelegte Eier an der Elfenbeinküste.

11. Elias, ein extravaganter Edelsteinschleifer, erbeutete eine exotische Echse.

12. Erfolgreich endete Elviras elegante Eröffnungsfeier einer Essener Edelboutique.

13. Elvira, eine Emdener Eisverkäuferin, ehelichte einst einen eleganten Elsässer Epidemiologen.

14. Engelbert, examinierter Elektroingenieur, entwickelte eine erfolgreiche elektrische Eismischmaschine.

15. Eine extreme Expedition der Elbe entlang erfreute die elfenhafte Esther ebenso wie den ernsthaften Eduard.

1. Friedrich fing fünf Fische.

2. Fürsorglich versorgte Fabian vier fuchsfarbene Fohlen.

3. Vorgestern vergaßen fünf Freiburger Frösche ihr fabelhaftes Futter zu fressen.

4. Freitag fischte Florian ein funktionierendes Fagott aus der Fulda.

5. Für fiese Filme fing sich Fabian vier fette Ohrfeigen vom Vater ein.

6. Vier philosophierende Freunde verbrachten ihre Freizeit am fließenden Fluss.

7. Felicitas und Ferdinand fanden filigrane Fabelwesen faszinierend.

8. Ferdinand Fennigfuchser fand viele fabelhafte Figürchen fernab von Frankfurt.

9. Fliegend flötete Florian in Flensburg fleißig vor flachen, flüchtenden, flämischen Flundern.

10. Fix führte Felix viele verschiedene Feldversuche für Franziskas fatales Forschungsprojekt durch.

11. Freudig fieberte Felicitas dem famosen, futuristischen Flug nach Fudschijama entgegen.

12. Friedrich von Finsternis fotografierte fünf voll gefressene Vögel vor dem Fallingbostener Friedhof.

13. Frau Fröhlich, Friedensdorfer Frohnatur, fragte freche, fröstelnde friesische Freunde nach frischen, fruchtigen Freilandfrüchten.

14. Volkmar und Fabiola fuhren vorsichtig, fernab von viel Verkehr, mit ihren feuerrotfarbigen Fahrrädern nach Frankreich.

15. Fuhrunternehmer Volker Vogelsang, leidensfähiger Fan von Eintracht Frankfurt, verfolgte vorgestern pfeifend und Fähnchen schwingend vier fesselnde Fußballspiele vor dem Fernsehapparat.

1. Gustavs Gote Gerda ging ganz gebückt.
2. Gundel gab günstigen Geigenunterricht.
3. Gildo und Gudrun gaben gerne große Gesellschaften.
4. Gisbert aus Groß-Gerau gierte nach gelben Gummibärchen.
5. Golftrainer Günther gab Gerda gerne guten Golfunterricht.
6. Gabriela goss Gertruds große Gummibäume mit Gemüsebrühe.
7. Gernot, großwüchsiger Godesberger Gardeoffizier, ging ganz gerade.
8. Gundula Gaul, gekleidet in gelber Garderobe, gastierte gestern in Göttingen.
9. Grenzenlos grübelte Geologin Gabi aus Grevenbroich über ihre Geburtstagsfeier.
10. Günther Gegen gratulierte gönnerhaft Gabi Gugelhupf zum grandios gewonnenen Golfturnier.
11. Grauenhaft grimassierend grub Greisin Gretel ein großes, grässliches Grab für Graupapagei Gräfin Grünlich.
12. Gustavs günstig gekaufte Gartenlampe ging gerade kaputt, als Gundulas Gäste aus Göteborg kamen.
13. Gerlinde, ganz in Grau gekleidet, führte mit Grafiker Gregor gefühlvolle Gespräche über Gibraltar.
14. Glücklicherweise glaubte Globetrotterin Gloria Glitter gleich an Glatteis auf Gletschern und gluckerte kein Gläschen Glühwein.
15. Gut gelaunt, geradezu glücklich, galoppierte Gisela Gans aus Gelsenkirchen auf ihrem gutmütigen Gaul – genannt Gandalf – durch das grüne Gras.

1. Hildegard häkelte Hüfthosen.
2. Hundert Hexen hausten im Hunsrück.
3. Hubert hatte heftige Hüftschmerzen.
4. Heute hörte Hans heimlich Hausmusik von Händel.
5. Halbherzig half Hilde dem heulenden Herwig beim Hausputz.
6. Heidrun Hoppenstedt hatte hundert hungrige Hamster im Haus.
7. Hansel heizte sein helles, hohes Haus mit Heizöl und Humus.
8. Hans hob heldenhaft hundert Hinkelsteine hoch und hüpfte über hohe Hindernisse.
9. Helga half Heinrich humorvoll und heroisch beim Heckenschneiden und Holunderbeerenpflücken.
10. Hubert hortete hinter Hochregalen hundert Bücher von Heinrich Heine und Hermann Hesse.
11. Hirte Holger hütete eine Herde von hundert holsteinischen Hammeln in der Lüneburger Heide.
12. Hermann hatte bei seinem Heimaturlaub auf Helgoland Husten, Halsschmerzen, Heuschnupfen und hohes Fieber.
13. Hoffentlich hat Helmar Höflich heute Heißhunger auf Hannelores hervorragenden Hirsebrei mit Himbeeren.
14. Herwig aus Helsinki heulte herzzerreißend heftig, als er von der heimlichen Hochzeit der hübschen Hiltrud mit dem hochnäsigen Helmut hörte.
15. Heldenhaft holte Heilpraktiker Horst Hummer aus Hanau Hörgeräteakustikerin Helene Hufschmied aus Hamburg mit seinem Hubschrauber ab.

1. Inge irrte durch Innsbruck.

2. Irmgard isst indische Ingwersuppe.

3. Irgendwann ist Isolde insolvent.

4. Igitt – Ingrids Igel ist im isländischen Ingwerauflauf.

5. Irene und Ismael immigrierten nach Indonesien.

6. Ilse Ibsen isst ihren Imbiss immer im Inselrestaurant.

7. Irlands Inselbewohner inszenierten Iphigenie in irisch.

8. Insgeheim idealisierte Isolde ihren Intimfreund Ignaz.

9. Ingrid impfte ihre indischen Kinder in Indien gegen Influenza.

10. Ingolf intrigierte insgeheim gegen Ilonas innovative Ideen im Ingenieurbüro.

11. Insbesondere im Innenministerium ist immer irgendwas Idiotisches im Gange.

12. Inbrünstig initiierte Ingo – mit Irokesenschnitt – in Iserlohn ein indianisches Fest.

13. In Innsbruck initiierte Isabella ihr illusteres Instrumentalkonzert für ihre innigsten Freundinnen.

14. Isolde Inne und ihr Intimfreund Igor Iwan sind inzwischen ohne Illusionen in Istanbul angekommen.

15. Irrtümlich ist die iberische Ines in Idaroberstein, während Ingo in Isenburg mit immensem Interesse wartet.

1. Jens jagte johlend jeden Junikäfer.
2. Jelenas Japanspitz Jux jaulte jämmerlich.
3. Jutta jammerte jahraus, jahrein am Jadebusen.
4. Jonas Jörgensen jagte Jaguare auf Java.
5. Jochen juckelte mit seiner Yamaha durch Jena.
6. Jürgen und Jens aus Jever beschritten den Jakobsweg.
7. Juwelier Jonathan verschenkte jovial Juwelen an Janina.
8. Jens Jaffa und Jörg Jusuf machten ihr Jodeldiplom in Johannesburg.
9. Jürgen, jugendlich wirkend, jammerte bei Jens über sein jahrelanges Junggesellendasein.
10. Jelena jubelte und jauchzte jedes Mal beim Anblick von Jacken aus Jute mit Jadesteinchen.
11. Jonas Jörgensen und Jule Jülich segelten mit ihrer Jacht zu Jakobs Jubiläum nach Jütland.
12. Josefine Juwel jätete jährlich jedes Johanniskrautbeet und Jasminbeet, bis Jakob Juckreiz bekam.
13. Judith und Jonathan, zwei juvenile Jülicher Japanologen, jetteten im Juli juchzend nach Japan.
14. Yogalehrerin Juliane lud den Jesberger Jurastudenten Jakob zu Joghurtmilch mit Johannisbeeren ein.
15. Johlende Jenaer Jugendliche jubelten im Januar über jeden von Julius gewonnenen Jiu-Jitsu-Kampf.

1. Keine Kuh kann kegeln.

2. Christian kann Kanufahren.

3. Karsten kochte Kürbiskernsuppe.

4. Kaiser Konrad konnte kaum noch kräftig kauen.

5. Konstantin küsste die kesse, kokette Katja aufs Kinn.

6. Konstanze und Kurt kellerten Kartoffel und Kürbisse ein.

7. Kanadas König Kunibert krönte die komische Kunigunde zur Königin.

8. Knecht Knöterich knebelte den knauserigen, knienden Knaben Knut im Knüllwald mit einem Knäuel Knoblauch.

9. Karola kicherte im Keller über Kerstins in Kostümen gekleidete cholerische Kolleginnen.

10. Kaum kannte der kindliche Kaiser Konrad den kühnen König Kurt, kämpfte er mit ihm keulenschwingend im Kellerwald.

11. Kalle kupferte kostbare Kunstwerke von Kandinsky und versteckte sie klammheimlich unter Kohlen im Kellergeschoss.

12. Kerstin kaufte bei Christina am Kölner Kiosk Kaffee, Kakao, Käseschnittchen und köstlichen Kuchen mit Kiwis und Kirschen.

13. Kaminkehrer Karl kroch kurioserweise kopfüber durch den mit Kacheln und Klinkern ausgebauten Kamin in Kurts Kieler Kate.

14. Clemens klagte in klirrender Kälte bei Klaus über den klammheimlichen Klostereintritt der klugen Klara und klaute ihre klösterliche Kleidung.

15. Kriminalkommissar Christoph Krumm krabbelte krümelsuchend im Kreis herum, bis Künstler Kross mit Krempelmütze seinen Weg kreuzte, um eine Karikatur für den kommenden Kunstkalender zu kreieren.

1. Lieselotte lief lausig langsam.
2. Lügner Leopold log Luise lange an.
3. Labradorhündin Lucy leckte Lothars Lederstiefel.
4. Leonard lud Lotti zum leckeren Lunch ins Lahncafé ein.
5. Launisch, aber locker lief Lothar Ledig durch Linsengericht.
6. Ludmilla Lolita Läll liebte Lars Lürs lebenslang leidenschaftlich.
7. Ludwig liebte lange Lederhosen und legere lila Lackstiefel.
8. Leonores Lippenstift lag links unter lauter leckeren Lakritzbonbons.
9. Luise lachte laut über Ludwigs lustige, lilafarbige Lackstiefel und ließ ihn links liegen.
10. Lavendel, Lilien, Löwenmäulchen und Lorbeerblätter sind Lydias Lieblingspflanzen.
11. Lydias liebliche Luftpost, losgeschickt im lila Luftballon, landete auf Langeoog.
12. Lilly lenkte ihre lilafarbene Luxuslimousine von Lüneburg nach Ludwigshafen.
13. Leise, fast lautlos, lauerten einige listige Leute dem lustigen Leander auf.
14. Lausbübisch lächelnd lockte Peter Lustig Lara aus Lübeck mit ihrer Lieblingssendung „Löwenzahn“.
15. Locker und lässig, ein Liedchen auf den Lippen, lief der lange Lulatsch Leander lausbubenhaft durch die leergefegte Ludwigstraße.

1. Michael machte Musik.

2. Minna mag den Monat Mai.

3. Milch macht müde Menschen munter.

4. Manche Menschen mögen Muscheln mit Morcheln.

5. Monika meißelte mehrere Möbelstücke aus Marmor.

6. Mechthild Moor malte mit maisgelben Malstiften mehrere merkwürdige Monster.

7. Melanie Mümmelmann machte Mode für mollige Männer und magere Mädchen.

8. Moritz Mustermann mogelte mühsam mehrere Mäuse in Max Meiers Misthaufen.

9. Mittwochmorgen mischte Margarete Magermilch und Mirabellen unter mein Müsli.

10. Metzgermeister Melchior Mann musste mittags meistens Möhren mit magerer Mettwurst mischen.

11. Meike mischte ihre Mixgetränke meistens mit Mandellikör, Maracujasaft und Melisse.

12. Montags und mittwochs musizierte Mechthild mehrmals mit einer modernen Mundharmonika in Mainz.

13. Mathilde Maus, mecklenburgische Managerin, musterte Malermeister Michael Mond mehrmals im Monat.

14. Morgens mag Manfred Mohnbrötchen mit Mangomarmelade und mittags möchte er Meeresfrüchte, meistens mehrere Miesmuscheln.

15. Magdalena Mumm – mutige Münchnerin – machte aus ihren melancholischen Memoiren mühsam ein malerisches, musengeküsstes Meisterwerk.

1. Niklas neckte Natascha.

2. Nelson nickte neben Nadja ein.

3. Nicola nannte neun Nobelpreisträger.

4. Natürlich nutzte Nico Nathalie nur aus.

5. Nora nähte nur nachts niedliche Negligés.

6. Nelly nannte niemandem Namen der Nutznießer.

7. Nervenbündel Nora näherte sich nur nachts Nicaragua.

8. Nadja Nudel notierte nahe Norderney nur noch neun nackte Nixen.

9. Neulich nagte ein notorisch neugieriges Nilpferd neunzehn Nachtschattengewächse an.

10. Niedergeschlagen und nervös nörgelte Nadine nur noch an Norberts Nudelsalat mit Nussgeschmack herum.

11. Nachts naschte der Niederländer Norbert noch Nougatriegel, Nektarinen und Nüsse als notwendige Nervennahrung.

12. Nathan nagelte neidvoll ein neues Foto von Nataschas Neufundländer Nessy an die noch nackte Nussbaumwand im Nebenzimmer.

13. Nora Nacht aus Nürnberg nervte Nils Neid aus Norden mit nachdenklichen, naiven Nachfragen zu neuseeländischen Naturereignissen.

14. Nur notgedrungen nutzte die nette Neustädter Nathalie Nicos nachlässig niedergeschriebene Nummer aus ihrem niedlichen Notizbuch.

15. Neblige, nieselregnerische Novembertage nahmen dem neurotischen Nikolaus nahezu alle nötige, natürliche Vorfreude auf den Nikolaustag.

1. Olaf opferte Osterlämmer.
2. Otmar ohrfeigte Olaf ordentlich.
3. Oswald Orkan orgelte obsessiv bis zur Ohnmacht.
4. Onkel Otto nannte seinen ominösen Ochsen Oskarchen.
5. Oliver offenbarte Odile seine Ohnmachtsgefühle ohne Orchideen.
6. Olga Osterlos offerierte Ottfried Omokon Obstkuchen ohne Orangen.
7. Otmar, Oskar und Omar fuhren mit dem Omnibus von Osnabrück nach Oldenburg.
8. Oma Ottilie offenbarte Otto ihre obskure Osteoporose.
9. Optikerin Ottilie Ofenrohr ordnete ihre Operngläser optimal.
10. Ohne Oswald oder Ottfried kann Olga Ort Operetten nicht optimal genießen.
11. Oppositionspolitiker Oswald ordnete ein ominöses Omelettessen an.
12. Ottilie Ofenrohr organisierte ein Oboenkonzert mit ihrem Oldenburger Orchester.
13. Offensichtlich ödete Oskar Olivia mit seinen öligen, opulenten, osmanischen Oliven ordentlich an.
14. Oskars Onkel, Ole Olsen, operierte öfter Ohrenerkrankte oder bei olfaktorischen oder ödematösen Problemen.
15. Obwohl Ole Olsen, Operateur mit Organspendeausweis, auch Organverpflanzungen organisierte, hatte die Osnabrücker Opposition ihn auch zum Obduzieren beordert.

1. Paulchen Panther pinkelte an Pappeln.

2. Pädagogin Pamela paukte portugiesisch.

3. Peter punktete bei Pauline durch perfektes Polospiel.

4. Patrizia panierte Putenschnitzel in pikanter Parmesan Panade.

5. Perfekt parodierte Pianist Peter-Paul pummelige Politiker.

6. Plötzlich plünderten planlose Plagegeister Plunder essende Plaudertaschen.

7. Professionell polierte Putzfrau Paula Professor Paulis prunkvolle Pinienmöbel.

8. Psychologiestudentin Petra – permanent mit Pschyrembel paukend – machte ein Praktikum in Plauen.

9. Poet Patrick paddelte im prächtigen pinienhölzernen Paddelboot durch den Panamakanal.

10. Paula probierte Pedros pikante Pizza mit Parmaschinken, Peperoniwurst, Paprika und Pilzen.

11. Pistazien, Paranüsse, Pinienkerne und Pampelmusensaft perfektionierten Pedros Pudding.

12. Prüde, privilegierte prahlende Produktmanager priesen preiswerte, pralle Pralinen als Prestigeobjekt.

13. Per pompöse Postkutsche pendelte der problematische, puristische Pharmakologe Petrus preiswert nach Paris.

14. Programmierer Peter Pull pendelte pausenlos mit seinem pompösen, petrolfarbigen Porsche von Pinneberg nach Papenburg.

15. Paola Pur und Perry Pan – Potsdamer Politikstudenten – pilgerten ohne Polnischkenntnisse auf Papst Johannes Paul II. päpstlichen Pfaden durch Polen.

1. Quincy qualmte.

2. Quecksilber ist giftig.

3. Quintaner Quamil spielte gern Quartett.

4. Queenie aus Quickborn war eine Quasselstrippe.

5. Quietschvergnügt quakten die Quakenbrücker Frösche.

6. Quatschkopf Quico verstand die Quotenregelung nicht.

7. Quotenkönig Quintus wurde ein quirliger Quizmaster.

8. Quamil und Quanah bestellten Quaddeln mit Quittengelee.

9. Die Quickborner Queen, genannt Queenie, erlitt Quetschungen beim Quarkpressen.

10. Quintia und Quentin bezogen quengelig ihr Quartier in Quedlinburg.

11. Quirin baute in Quotshausen ein quaderförmiges Häuschen auf seine Quelle.

12. Querulant Quirin quengelte in der Quantasmaschine auf dem Rückflug aus Quebec.

13. Quico fing durch sein quäkendes Querflötenspiel drei quadratische Quallen in Quedlinburg.

14. Quirina qualifizierte sich mit ihrem Quellwasser quasi zur Quacksalberin und quälte Quirin damit.

15. In Quadratlatschen quälte sich Querkopf Quincy von Quickborn nach Quakenbrück, bis die quergestreiften Socken qualmten.

1. Rosamunde reinigte Rührschüsseln.

2. Rudi Ratlos ruderte rasch rheinabwärts.

3. Redner Robert rackerte bis zum Räusperzwang.

4. Renate roch nach romantisch riechendem Rosenöl.

5. Rosinante raubte Rapunzel Rettich und Radieschen.

6. Reumütig reiste der randalierende Rosenheimer zurück.

7. Ratlos realisierte Roswitha, dass Rudolf rückwärts radelte.

8. Ronald rechnete bei seiner Russlandreise mit rauem Regenwetter.

9. Rudolf Rost rannte rastlos im Regen die Richtbergstraße rauf und runter.

10. Räuber Robert Räte raubte relativ rücksichtslos Reginas rubinrote Ringe.

11. Ritterlich rettete Roland Rund die reglose Roswitha Rat vor dem rasch drohenden Ruin.

12. Renate Rosenstolz rügte rachsüchtig den reumütigen, rauchenden Revoluzzer Ricardo.

13. Raphaela registrierte ruhelose, rätselnde Rentner im „ Rasenden Roland " auf Rügen.

14. Robert Redford reagierte rigoros auf die rücksichtslosen Recherchen der Regenbogenpresse.

15. Rüdiger Rot und Raimund Ruß radelten mit ihren rosaroten Rädern rasch über das Riesengebirge nach Rumänien.

1. Salamander sind süß.

2. Soll Simone sofort singen?

3. Siggi suchte seine Soulband.

4. Siegesbewusst segelte Sandra über den See.

5. Sortieren Sie die Sätze nach der Silbenanzahl!

6. Sonja suchte systematisch Salmonellen im Salat.

7. Sarah Sorglos sang sieben sündige Soldatenlieder.

8. Sabine sonnte sich sorglos im senegalesischen Süden.

9. Sagenhafte Sänger singen Samstag in Siegen seltsame Suppenlieder.

10. Simon segelte mit seiner soliden Segeljacht südlich von Sizilien.

11. Sebastian suchte selbstgefällig silberfarbene Socken zu Sonderpreisen.

12. Sieglinde sortierte sechs Silberfischchen aus der sauren, sämigen Süßholzsuppe.

13. Samstags sorgte sich Sigismund zunehmend um die Sauberkeit sudanesischer Singvögel.

14. Sehr souverän servierte Silvia dem snobistischen Sebastian Selleriesuppe, Seelachs in Senfsoße, Salat und Süßkartoffeln.

15. Sonntags sind Susannes siebzehnjährige Zwillingsgeschwister Simone und Sigismund zu Besuch in ihrer Souterrainwohnung in Saarbrücken.

1. Tante Trude teilte Tomaten.
2. Thekla und Tobias tanzten tollen Tango.
3. Theobald trank tausend Tassen Tee und torkelte zur Toilette.
4. Thomas und Toni trampten zum Tauchen tagelang durch die Türkei.
5. Tatsächlich tilgte Theobald Theklas Schulden bei der Teutoburger Bank.
6. Tusnelda täuschte Tontechniker Tom ein traumatisierendes Tiergeräusch vor.
7. Tapfer testete Timo termingerecht tausend teure Telefonapparate.
8. Tuttlingens tollpatschiger Torwart Theodor tobte turbulent bei jedem Treffer.
9. Teilte Tunichtgut Thore tatsächlich die teure Tischtennisplatte mit Tölpel Thure?
10. Tanja, Theo, Tamara und Toni tüftelten tagelang am Tourenplan für Tschetschenien.
11. Thorsten tingelte temperamentvoll durch Tunesien und nahm sich in Tunis ein teures Taxi.
12. Tatjana Tunt trank drei Tassen Thymiantee und traf sich dann mit Tobias Terz zum Tortenessen.
13. Tagsüber telefonierte Theo Tiefental mit seiner tölpelhaften Tante Thea vom Titisee.
14. Tamara, tätowiert mit temperamentvollen Tigeraugen, tankte mit ihrem turboschnellen Traktor an der Tecklenburger Tankstelle.
15. Tristan trampelte tief traurig und träumerisch durch das trostlose Treppenhaus in die Tiefgarage, bevor er durch sein traditionelles Trompetenspiel tierischen Trubel auslöste.

1. Undine uzte Urban.
2. Ullrich übte ununterbrochen auf Udos Ukulele.
3. Uschi unkte ungeheuerlich über Urbans Utopien.
4. Uschi Uns stellte Uwe Ubben ein uhrzeitliches Ultimatum.
5. Unerschrocken überwältigte Ullrich unzählige Übeltäter.
6. Unaufgefordert untersuchte Ulrike Ugandas Ureinwohner.
7. Ursels Urgroßmutter aus Usingen unternahm unglaubliche Urlaubsreisen.
8. Udo und Ulrike überlegten, ihren Urlaub in Ungarn zu unternehmen.
9. Unzählige Ungeheuer überfielen ungestüm Uwe Ubben und Uschi Uns.
10. Uwe Ubben untersuchte umsonst unzählige Arten von Usambaraveilchen.
11. Urologe Ulf Uri unternahm eine unglaubliche Untersuchung mit dem Ultraschallgerät.
12. Ursula unterbrach ungern Urban Überalls urigen Unterricht über den Uranusplaneten.
13. Uruguay, Usbekistan und Uganda sind für Ursel und Uwe unheimlich interessante Urlaubsländer.
14. Unerschrocken und ungetrübt überlegte Ursula, wie sie umsonst unglaublichen Urlaub auf Usedom unternehmen sollte.
15. Ulrike und Udo hatten die unwahrscheinliche Utopie, Unmenschlichkeit, Ungerechtigkeit und Umweltverschmutzung universal zu überwinden.

1. Wortlos winkte Walburga.

2. Wessen Wünsche werden wirklich wahr?

3. Wer wird wohl wieder Weltmeister werden?

4. Waltraut kocht Wirsing und Weißkohl wunschgerecht weich.

5. Warum wimmerten die Weimaraner Welpen wochentags?

6. Wohlwollend widmete sich Veronika weißen, wilden Wölfen.

7. Wahrscheinlich wünscht sich Walter von Wolfgang Weißwein zu Weihnachten.

8. War Wotan wirklich ein wagemutiger Widerstandskämpfer auf Westerland?

9. Wolfgang watschelte wie ein wütender Waran durch das winterliche Wiesbaden.

10. Warum wanderten Wigand und Veronika wochenlang wütend durch die Vogesen?

11. Vanessa wusch wunderschöne Wollpullover im zu warm gewählten Wäscheprogramm.

12. Wolfgang Wunderlich wartete in Wolfgruben auf Wibke Wiese aus Wilhelmshütte.

13. Winfried wagte es, Wandas wunderbaren Weißkohlauflauf mit warmer Worcestersoße zu würzen.

14. Vera weinte, als Werner in Wien wutentbrannt Windpocken bekam und Wässerchen trank, welche ohne die gewünschte Wirkung waren.

15. Wunderbares Wetter, wolkenloser Himmel verführten Wolfram, Werner, Vera und Vanessa zu einem wohligen Wochenendausflug im weißen Wohnwagen an den Wörthersee.

1. Zeus zähmte zornige Ziegenböcke.
2. Zuversichtlich zerschnitt Zlatko zwanzig Zucchini.
3. Zora zerbiss in Zweibrücken Zwetschgenkuchen mit Zimt und Zucker.
4. Zatopek, zunächst Züricher Zögling, zog ziemlich zerknirscht nach Zypern.
5. Zenzi Zuckero zauberte aus zehn Zentner Zwiebel Zitronenlimonade.
6. Zacharias zitierte Zola unter Zypressen bei zirpenden Zikaden.
7. Zacharias Zappelphilipp züchtete zehn zottelige Zebras im Zagreber Zoo.
8. Zäzilie zögerte den Zahnarztbesuch ziemlich hinaus und zerbiss ihre Zunge.
9. Zornig zerrte Zlatko Zarah aus dem zufällig zerbeulten Zug und zog sie zwanghaft zur Seite.
10. Zuckersüß lächelnd zog Zola seine zeitlosen, zirkelschablonenhaften Zeichnungen zur Seite.
11. Zwei zierliche Zwickauer Zeltverleiher zankten sich zeitweise mit zwölf zyprischen Zirkusartisten.
12. Zacharias erzählte zögerlich seiner zierlichen Freundin Zuzi von dem zukünftig abzulegenden Zölibat.
13. Zauberkünstler Zunft zelebrierte zünftige Zaubertricks vor zweitausend zappeligen Zuschauern im Zirkuszelt von Zürichs Zentrum.
14. Zwei zwielichtige, zwergenhafte zwölfjährige Zwillinge – zwanghafte Zwetschgenkuchenesser – zwinkerten zweifelnd Zwanzigjährigen zu.
15. Zerrissen und zerlumpt, mit einem Zylinderhut auf den zotteligen, zinnoberroten Zöpfen, setzte sich Zora in den Zug nach Ziegenhain und zerbiss Zartbitterschokolade.

1. Stefanie spielte Schach.

2. Steffen stotterte vor Studenten in Stuttgart.

3. Spielerisch stoppte Stefan schlesische Schafe.

4. Schäfers schenkten Schuberts eine schöne Schaukel.

5. Schonungslos schauten die Schurken auf schiefe Schilder.

6. Schulzes Schülerinnen kauften schon schicke Schuhe in Schotten.

7. Schillernde Schauspieler reisten im schäbigen Schiff nach Schottland.

8. Schwarze Schwäne schwenkten schwungvoll Schweinebilder und schwoften schweißig im Schwimmbad.

9. Schmeichelnde, schmutzige Schmetterlinge schmusten und schminkten ihren Schmollmund mit Schmand.

10. Schnorrende, schniefende Schneemänner hatten Schnupfen und schnallten sich schnell im Schneepflug an.

11. Strahlend strickte Struwelliese strebsam streifige Strümpfe und Strampelhosen am Stromboli.

12. Schlaue, schlüpfrige, schleimige Schlangen schlängelten schlaflos durch die schlechte Schlucht ins schlichte Schloss.

13. Sture, steife, starke Stiere standen stundenlang staunend auf einer stählernen Stettiner Stiege.

14. Stotternd sprechen, stolpernd gehen, schlecht sehen, stammelnd sprechen, stockend gehen, schlecht hören oder ... - Na und?! -

15. Spanisch sprechende, spartanische Speyrer spielten Spurensucher im Spreewald und spendeten spontan Sportartikel für ihre Sprösslinge.

Textebene

Ideen für Übungen auf Textebene

- Zeitungsartikel oder Buchausschnitte lesen
- Nacherzählungen
- Kontrollierte Dialoge führen
- Vorträge bzw. Referate halten
- Ton- oder Videoaufnahmen

Anmerkung:
Namen und Handlungen sind frei erfunden. Ähnlichkeiten mit realen Personen bzw. Handlungen sind rein zufällig.

Angelikas und Alberts Abenteuerurlaub

Apothekerin Angelika und Architekt Albert planten ihren ersten Abenteuerurlaub. Andreas, ein Arbeitskollege aus Alberts Architekturbüro, Afrikakenner und alter Freund der beiden, kam abends zu Besuch, um sie bei den anstrengenden Überlegungen aktiv zu unterstützen. Er hatte einen aparten Anzug angezogen und wirkte damit äußerst attraktiv. Für das Abendessen aktivierte Angelika Alberts atemberaubende Kochkünste. Albert servierte appetitlich zubereiteten angedünsteten Aal mit frischer Ananas. Andreas hatte einen guten andalusischen Apfellikör und einen Aprikosenkuchen mitgebracht. Gegen acht konnten sie endlich das leckere Abendessen zu sich nehmen.

Allmählich wurde es aber Zeit für die Planung des anstehenden Abenteuerurlaubs. Andreas packte seine Amateurfotos und -videos aus, die er Anfang April in Andalusien gemacht hatte. In Andalusien hatte Andreas die attraktive Assistentin Anette aus dem Auswärtigen Amt kennengelernt. Anette aber hatte noch einen Abstecher nach Andorra gemacht und war somit an diesem Abend leider nicht anwesend. Auf dem Amateurvideo, das gar nicht so amateurhaft arrangiert worden war, sah man am Anfang Anette mit einem großen Albatros in Aktion. Anette sprach mit dem Albatros in einem äußerst merkwürdigen Akzent, woraufhin der Albatros sofort hinter den Akazienbüschen verschwand. Der außergewöhnliche Akzent, der dem Altdeutschen glich, hatte ihn wohl in Alarmbereitschaft gesetzt.

Plötzlich hatte die atemberaubende Landschaft die Atmosphäre, die man sich auch am Amazonas vorstellt, und Angelika und Albert warteten nur noch auf das Auftauchen von Alligatoren. Natürlich fiel Andreas auch gleich die entsprechende Anekdote ein, als er das angsterfüllte Gesicht von Angelika ansah. Aber diese Anekdote wird an anderer Stelle erzählt werden.

Am Strand saß auch noch Axel, der aussah wie ein Altrocker. Axel saß am Abhang und trank ein Glas Apfelsaftschorle. Axel und Andreas mochten sich nicht, sodass Andreas allein beim Anschauen der Bilder von Axel schon wieder Antikörper zu entwickeln schien.

Angelika und Albert warteten, alle Muskeln – insbesondere die Armmuskulatur – angespannt, immer noch auf Szenen, die für sie abenteuerlich anmuteten. Aber sie warteten vergeblich, und die Planung ihres Abenteuerurlaubs konnte an diesem Abend nicht abgeschlossen werden.

„Ich habe keine Ahnung, was ich euch als Abenteuer anbieten könnte. – Aaleangeln am Aralsee? Armbrustschießen in den Anden? Austernernte am Atlantik? Alligatorenfangen am Amazonas? Klettern auf Affenbrotbäume oder Ananas ernten in Angola? Etwa Urlaub in Afghanistan? Oder wie wäre es mit der Antarktis, falls Abfrieren für euch ein Abenteuer ist?“, fragte Andreas außerordentlich angesäuert.

Bärbel und Birgit am Biggesee

Bärbel und ihre Busenfreundin Birgit wohnten in der Nähe des Biggesees. Bei Badewetter brausten sie in ihrem blassblau bemalten Bus, dekoriert mit bunten Ballonen und Bildern, vorbei an brüllenden Bullen, zum Bräunen, Baden und Bootchenfahren an den bildschönen Biggesee. Dort angekommen besuchten beide baldmöglichst die Badekabinen zum Umkleiden. Die blonde, blauäugige Bärbel besaß einen blauen Bikini und die brünette, braunäugige Birgit einen braunen Badeanzug. Beide Badeartikel waren aus biologisch angebauter Baumwolle, billig erstanden in einer Brühler Boutique. Erst beim Baden bemerkten sie das drohende brisante Debakel. „Birgit“, brummelte Bärbel „so ein blöder Billigkram! Bei jeder Bewegung wird mein Bikini bollericher und beginnt zu rutschen. Bald ist mein Busen bloßgelegt. Was macht dein Badeanzug?“ „Bei mir ist es ähnlich. Bescheuert, die blöde Baumwolle wird schwerer und schwerer und mein Badeanzug bekommt trotz breiter Träger keinen beruhigenden Halt mehr. Wie kommen wir bloß aus dieser besonders bizarren Lage wieder heraus ohne bundesweite Fahndung mit anschließendem Badeverbot?“

Die baldige Rettung nahte in einem kleinen Boot. Benjamin, ein burschikoser Bekannter der beiden Badenixen, paddelte mit seinem Boot nichts ahnend auf sie zu und begrüßte sie. Bibbernd baten Bärbel und Birgit den Biologiestudenten Benjamin um Hilfe: „Benjamin, wir sind Gefangene des Biggesees. Unsere Badesachen beulen sich zunehmend aus. Birgit und ich haben bitterböse Bedenken, dass wir uns eine Blöße geben, sobald unsere Beine wieder festen Boden betreten. Bis dahin sind Bikini beziehungsweise Badeanzug runtergerutscht. Bitte, bitte bring uns die beiden Bademäntel mit den bunten Bordüren, die dort unter der Buche liegen!“, bettelte Bärbel Benjamin mit bebender Stimme an und zeigte auf ihre Plätze. Benjamin lächelte über diese burlesk wirkende, aber auch blamable Situation der beiden. Brav paddelte er ans Ufer, besorgte die Bademäntel und brachte sie zu Bärbel und Birgit. „Herzlichen Dank Benjamin für deine besonderen Bemühungen! Zur Belohnung bekoche ich dich mit Barschfilet, Bohnengemüse und Bratkartoffeln. Dazu gibt’s Bier oder Birnensaftschorle“, bedankte sich Birgit bei Benjamin. „Ich backe einen Blechkuchen mit Butterstreuseln“, bot Bärbel an.

In neuen bunten Bikinis machten sie es sich unter der Buche bequem und beobachteten die anderen Badegäste. „Das ist ja bühnenreif! Schau mal zu der Birke, da sitzt eine Frau vor einem Bügelbrett, hat wohl ein batteriebetriebenes Bügeleisen dabei und bügelt Bettwäsche und sogar Boxershorts. Die beuligen Boxershorts gehören wahrscheinlich dem Mann mit dem Bauch und der braunen Brille, der bequem daneben sitzt, ein Baby auf seinen breiten Schultern sitzen hat und einen bunten Ball vor dem Bauch. Ein Bild für die Götter!“ Bärbel, Birgit und Benjamin brüllten los vor Lachen.

Dagmars denkwürdiger Donnerstagstraum

Damals, an einem diesigen, dämmerigen Donnerstag im Dezember, dackelte Dagmar von ihrem Arbeitsplatz in ihre gemütliche Dreizimmerwohnung, die sich in einem Dachgeschoss befand. Sie arbeitete als Dolmetscherin in einem Düsseldorfer Verlag. An diesem Tag hatte sie ein dänisches Drama ins Deutsche übersetzt.
Müde und ein bisschen deprimiert legte sie sich auf ihren dunkelblauen Diwan und kuschelte sich in eine warme Daunendecke. Nach ein paar Datteln und einem warmen, dampfenden dänischen Tee döste sie vor sich hin, schlief ein und träumte:
„Dagmar ritt auf einem dicken, drolligen, etwas dämlichen Dromedar durch eine Dünenlandschaft. Dort gab es sehr viele Disteln und Dornenbüsche, über die Dromedar Demosthenes dauernd stolperte. Darüber hinaus roch das Dromedar den Duft der Dahlien, die am Wegesrand wuchsen. Dummerweise fraß es davon dreizehn Stück und bekam Darmbeschwerden, die sich dann durch drastischen Durchfall bemerkbar machten. Dann drohte auch noch deutliche Gefahr von oben. Drei dicke diebische, düstere Dohlen, von übergroßer Dimension, donnerten im Sturzflug dramatisch auf sie zu. Dagmar schrie so laut sie konnte: ‚Hilfe, die düsteren, dicken Dohlen kommen, sie wollen mich in die Dunkelheit zerren. Rettet mich doch!' Ihre Stimme wurde heiser und drangsalierte das Dromedar. Dieses, bereits durch seinen Durchfall geschwächt, erschrak, schüttelte sich und warf die desolate Dagmar ab. Dagmar lag schreiend in den Dünen, strampelte mit ihren dünnen Beinen und schlug auf die drei bedrohlichen, dicken Dohlen ein. Die ließen sich aber durch nichts davonscheuchen und drohten damit, sie an einen dunklen, düsteren Ort zu schleppen und sie zum Dinner zu verschlingen. Doch dann kam der dynamische Drache Dagobert wie aus dem Nichts mit Überschallgeschwindigkeit draufgängerisch angedüst. Dagobert fauchte, spukte Feuer und befreite Dagmar und das Dromedar aus diesem Dilemma. Die düsteren Dohlen, von Dagoberts Dominanz überwältigt, ergriffen ohne Diskussion die Flucht. Noch etwas desorientiert, aber dermaßen glücklich, diesem Desaster entronnen zu sein, dankten Dagmar und Dromedar Demosthenes dem Drachen Dagobert für den durchaus tapferen Einsatz. Zur Aufmunterung bot der Drache Dagmar an, ihr die Schönheiten der Welt zu zeigen. Dankbar setzte sie sich auf seinen Rücken und der Drachenflug begann. Das erste Ziel war Dänemark, das Land, das Dagmar so sehr liebte."
Ein drängendes Klingeln ihres Freundes Dietmar riss sie aus ihrem delikaten Traum. Dagmar erzählte Dietmar von ihrem Traum, der sehr aufwühlend für sie war, und sie überlegte, wie diese Diskrepanz – erst große Gefahr, dann Rettung und Beschaulichkeit – wohl zu deuten sei.

Edmunds einmalige Elfer-WG

Elektriker Edmund erbte von seinen emsigen Eltern ein riesiges Haus mit Anwesen und zwei Eseln – Esmeralda und Ernst – in Elmshorn. Seit ewiger Zeit fühlte er sich enorm einsam. „Eigentlich könnte ich im Elmshorner Tageblatt etwa elf ebenbürtige, ehrliche Mitbewohner suchen“, dachte er eines Abends beim Essen seiner Erbsensuppe.

Erregt entwarf er ein Eilinserat und gab es am nächsten Tag bei der Elmshorner Presse auf. Schon nach einigen Tagen erkannte er ekstatisch die Effektivität des Eilinserats. Es meldeten sich etliche Interessenten. Enthusiastisch und voller Elan erwartete Edmund die ersten Eingänge. „Hoffentlich sind es keine Egoisten oder Egozentriker oder Extremisten – egal, es dürfen einfach keine exzentrischen Ekelpakete sein.“

Erst empfing Edmund die elegante, elfenhafte Eisverkäuferin Elisabeth aus Emden. Dann erschienen das Ehepaar Esther und Ewald mit ihrem elfjährigen Sohn Eduard. Esther und Ewald, beide sehr empathisch, waren Ergotherapeuten, Eduard ein exzellenter Einradfahrer. Die ehrgeizige Erfolgsautorin Elvira, eine Essayistin aus der Eifel, gesellte sich ebenfalls nach einiger Zeit dazu. Es kamen noch der emeritierte, energische Elefantenforscher Egon aus Eschwege und die esoterische Elmshorner Englischlehrerin Edith hinzu. Etwa eine Stunde später erreichte noch die emanzipierte Erzieherin Eva aus dem Elsass mit ihrem Hund Emil das Anwesen. Zum Schluss erhielten der eigenwillige Energieelektroniker Erhard und der erdverbundene Eisenbahner Eugen ihre Einstiegschance. Endlich saßen elf erfreulich nette Menschen gemeinsam an einem großen runden Erlentisch im Esszimmer. Edmund reichte den Gästen Espresso, Erdbeerkuchen, Eis und edles, Energie spendendes Wasser. Die elf Leute verstanden sich auf Anhieb exzellent und ebenso der Hund Emil, die Esel Ernst und Esmeralda.

Gemeinsam erforschten sie das ehrwürdige Haus mit viel Esprit. Insgesamt waren es einundzwanzig Zimmer, verteilt auf drei Etagen, zwei Einbauküchen – eine elfenbeinfarbige und eine aus Erle – und zwei Badezimmer aus Eschenholz. Im Garten waren ein kleiner Ententeich, einige Espen und Ebereschen und eine knorrige Eiche.

Alle waren euphorisch und konnten den Einzug und damit die Gründung der ersten bisher einmaligen Elfer-Wohngemeinschaft kaum erwarten.

Edmund war überaus glücklich über seine erfolgreiche Aktion und erfreute sich enorm daran, bald seine schon ewig dauernde Einsamkeit überwunden zu haben.

„Jetzt fehlt nur noch ein Elefant im Garten. Vielleicht hat Elefantenforscher Egon ja eine eigentümliche Idee“, trank einen edlen Erdbeerwein und träumte eine Weile ehrfürchtig vor sich hin.

Florian und Felix – die Fußballfans

Fotograf Florian und sein Freund Felix, ein Verleger, der selbst fiktive Geschichten verfasste, kauften gemeinsam eine stillgelegte famose Fabrikhalle in der Nähe von Frankfurt. In ihrer Freizeit und in den Ferien fertigten sie mit vorbildlichem Fleiß und viel Fingerfertigkeit aus der Fabrikhalle eine faszinierende Fünfzimmerwohnung und eine Fotogalerie für Florian.
Schon in frühen, fröhlichen Kindertagen hatten sie bei einem Frankfurter Verein gemeinsam Fußball gespielt. Felix war ein vorzüglicher Flankengeber für Florian, der als Flügelstürmer die fabelhaften Flanken gut verwerten konnte. Für beide Fußballer war eine vielversprechende Fußballkarriere vorherzusehen. Doch bei einem Fußballspiel foulte der fiese Stürmer Ferdinand, genannt Ferdi, von der gegnerischen Elf, der Fair Play nicht kannte, beide und verletzte sie so schwer, dass sie ihren Traum von der vermeintlichen Fußballkarriere aufgeben mussten.
Die Faszination Fußball verließ Florian und Felix aber nie. Sie wurden zu fanatischen Fans. So richteten sie in ihrer neuen feudalen Wohnung auch ein Fußballzimmer in den Farben des Vereins ein. Sie statteten es mit einem übergroßen Fernseher, Fahnen ihres Frankfurter Vereins, Fußbällen in verschiedenen Größen, Fotos fabelhafter Fußballspieler, feschen Figuren aus Pappmaschee, sogar einer fußballerischen Filmothek und vielen anderen fantastischen Fanartikeln aus.
Jedem Fußballspiel fieberten sie mit funkelnden Augen vor ihrem Fernseher entgegen. Vor Spielbeginn holten sie ihre Fähnchen und Pfeifen und deckten sich mit Vollkornkeksen, Feigen und frischen Fruchtsäften – manchmal auch Frikadellen, Fritten und Flaschenbier – ein. Alle Fanutensilien wurden auf dem Fichtetisch vor dem Fernseher aufgebaut. Jedes verlorene Spiel ihres Favoriten glich einem Fiasko, wenn es auf das Finale zuging, und machte sie fix und fertig. Siege feierten sie frenetisch.
Freitags fuhren sie auch manchmal ins Frankfurter Fußballstadion. Auch wenn sie nicht gerade feige oder furchtsam waren, versuchten sie, nicht in die verhängnisvolle Fankurve zu geraten, wo sie schon fürchterliche Fans, fluchende Fieslinge mit Fäkaliensprache und Fistelstimmen und falschem Verständnis von Fußball erlebt hatten. Felix und Florian hingegen waren freundliche, fröhliche und friedfertige Fußballfans, die Filigrantechniker mit Finesse liebten. Sie gehörten der Fraktion an, die ihre Elf mit fidelen, forschen Fangesängen Fähnchen schwingend anfeuerten – Fußball ist unser Leben usw.
Je nach Spielverlauf fuhren sie entweder froh gestimmt oder frustriert nach Hause und freuten sich auf das nächste Fußballereignis.
„Hoffentlich ist am 14. Februar kein wichtiges Fußballspiel. Da feiern wir nämlich unseren Vierzigsten und ich habe schon Felicitas und Franziska zum Fondue eingeladen!", sagte Felix zu Florian auf der Fahrt nach Hause.

Graupapagei Günther Grünlich

Gundula gab zu ihrem Geburtstag ein großes Fest mit selbst gebackenem Gewürzkuchen, Granatapfelkuchen und Gugelhupf. Für den Abend hatte sie gemeinsam mit Gabriela – einer guten Freundin – einen mit Gorgonzola überbackenen Gemüseauflauf, Gänsebraten und Grünkernbratlinge für die Vegetarier Gisbert und Gerlinde vorbereitet. Zum Nachtisch sollte es Götterspeise geben. Die gesamte Wohnung hatte sie mit Girlanden geschmückt. In geschmackvoller gelber Garderobe begrüßte sie ihre geselligen Geburtstagsgäste mit einem Gläschen Gewürztraminer und ließ sich gratulieren.
Auch ihre Großeltern Gustav und Gretel kamen als Gäste aus Göttingen angereist. Sie überraschten Gundula mit einem grandiosen Geschenk – nämlich einem geschwätzigen Graupapagei namens Günther Grünlich in einem großen, goldenen Käfig. Opa Gustav hatte Günther vor genau zwanzig Jahren aus Guatemala, wo er als Geologe gearbeitet hatte, mitgebracht. Gundula hatte Gefallen an dem geschwätzigen Graupapagei, der Gustavs Stimme großartig imitierte, gefunden. „Gestatten, ich bin Günther Grünlich, herzlichen Glückwunsch zum Geburtstag", waren die ersten guttural gebildeten Worte des grazilen Graupapageis und dann pfiff er noch ein Geburtstagsständchen. Gundula war geradezu begeistert und überaus glücklich über das Geschenk der Großeltern. „Günther genießt es, nicht im goldenen Käfig zu sein. Gärten mag er ganz besonders gerne. Er frisst gerne grüne Gurken und geröstete Gerstenkörner. Auf deine Geranien und Gummibäume musst du aufpassen, auch auf deine Bilder, z. B. das große Gemälde mit dem Guerillakämpfer Che Guevara, und nicht zu vergessen den Gobelin. Gib gut auf Günther Acht!", sagte Gretel gefühlvoll mit einem leichten Grinsen in ihrem greisenhaften, gütigen Gesicht.
Gerda, Gundulas gutmütige Golden Retrieverhündin, galoppierte wie ein Gaul auf Graupapagei Günther zu, um ihn grimmig zu begutachten. Günther kam neugierig an die Gitterstäbe geklettert und rief mit Gustavs Stimme: „Na komm, Gerda, komm!" Gerda stutzte, hob dann gemütlich ihren Kopf und ging gemächlich mit ihrer großen Schnauze ganz nah an die goldenen Gitterstäbe heran. Der Grobian Günther pickte Gerda ganz zaghaft in die Schnauze und grölte „ha, ha, ha", und zum grandiosen Abschluss gab er noch Gebell von sich „wau, wau, wau". Bei Gundulas Gästen löste diese gigantische Szene großes Gelächter und Gaudi aus. „So ein Gauner!", gluckste Gundula. Nur Gerda wusste nicht, wie ihr geschah und musste von Gustav mit Gebäck, Streicheleinheiten und gutem Zureden getröstet werden. „Gerda und Günther brauchen gewiss noch eine geraume Zeit, um sich aneinander zu gewöhnen", gab Gustav zu bedenken.

Hexen im Hunsrück

Hundert Jahre ist es her, da hausten im Hunsrück drei hässliche Hexen in einer hölzernen Hütte. Die Holzhütte war mit hohen Holunderbäumen, Hibiskus, Hamamelis, Hortensien, hochgiftigen Herbstzeitlosen und einer dornigen Hecke umgeben. Die hämische Hexenmeisterin, übersät mit Hühneraugen, hieß Hildegard. Ihre hilfreichen Hexenschwestern hingegen hießen Hadmunde und Hedwigis.

Der Hexentag begann mit einem herzhaften Frühstück. Es wurde von Hildegard aus Hirsebrei mit wurmigen Himbeeren und Haferschleim, gehackten Hühnerfüßen und Hasenpfoten, in Honig eingelegten Heringsaugen, geraspelten Hornissenflügeln, Habichtshirn, Hirschkäferherzen, Haschischplätzchen und heißem Hibiskustee hurtig zubereitet.

Hildegard hatte immer einen Hut auf dem hummerroten Haar und häkelte auch für die hinkende Hadmunde und die herzlose Hedwigis Hüte, Hemden und Hosen aus Hanf. Natürlich hätte sie dies auch hexen können, aber Häkeln war Hildegards Hobby. Beim Häkeln lief sie zur Höchstform auf. So war die gesamte Hütten- bzw. Hexenhauseinrichtung mit gehäkelten Hussen in hellem Giftgrün überzogen.

Hadmunde hatte ein hübsches Heft mit Hexenzauberformeln und Hexereiplänen angelegt. „Heute haben wir ein höchst heldenhaftes, historisch einmaliges und hinterhältiges Vorhaben auf unserem Hexenplan – alle hünenhaften Hunsrücker, die heute Heidelbeeren sammeln, werden zu Hyänen und die Hälfte des Himmels wird hundert Meter tiefer gelegt. Das ist eine heikle Herausforderung. Hoffentlich helfen uns die Hexenzauberformeln hierbei."

Hedwigis hatte ihre Hörorgane hoch gestellt, hechelte und haderte mit dem höllischen Plan. „Den halben Himmel nur um hundert Meter herabsenken ist hirnloser Hokuspokus, zu harmlos. Hundert Kilometer hätten da schon eine heftigere, horrormäßigere Wirkung und warum nur Heidelbeeren pflückende, hünenhafte Hunsrücker? Hinzukommen sollen alle, die heute im Hunsrücker Hotel Heimlichkeiten haben. Sie sollen zu hässlichen, hungrigen Hyänen werden. Was haltet ihr hiervon?"

Hildegard hatte heftigen Husten und Halsschmerzen bekommen. Hasserfüllt hektisch hüpfte sie mit tropfender, höckeriger Hakennase auf ihrem harten Besen hin und her. Heimtückisch hob sie ihren Hexenstab, hüstelte und blies hemmungslos in ihr Horn. „Hört auf mit diesem hitzigen, scheinheiligen Herumgezicke, sonst setze ich euch unter Hypnose! Als Hexenmeisterin Hildegard habe ich das Hausrecht.

Hört mein Urteil!

- Der Himmel wird um hundert Kilometer herabgesenkt.
- Alle Hessen und Holsteiner, die heute in einem Hunsrücker Hotel Heidelbeerkuchen essen, werden zu hungrigen, hinkenden Hyänen.

Hurtig, holt eure hölzernen Besen, damit die Hexerei heute noch beginnen kann!

Isabella und Ingo initiierten ein Indianerfest

Isabella und Ingo aus Itzehoe, beides Individualisten und voller Idealismus, schwärmten schon seit ihrer Kindheit für Indianer. Ingo, ein aus Island immigrierter Ingenieur, hatte sich von Isabella, einer Innenarchitektin aus Italien, eine Irokesenfrisur anfertigen lassen. Isabella hatte großes Interesse an illusterem Indianerschmuck. Irgendwann hatten sie eine glänzende Idee – ein Fest für Indianerfreunde.
Übers Internet suchten sie noch Interessierte für ein imposantes Indianerfest in Itzehoe. Das Interesse war immens. Isolde und Ilja, eine Immobilienmaklerin und ein Installateur aus Ibbenbüren, fanden die Idee grundsätzlich sehr gut, wollten aber noch weitere Informationen. Ina, eine Internistin aus Idstein, fühlte sich sehr inspiriert von der Idee und bot an, in ihrem Urlaub gemeinsam mit ihrer aus Indien stammenden Kollegin Indira Indianerkostüme zu nähen. Immanuel, ein Ichthyologe aus Isenbüttel und im Importgeschäft von Fischen tätig, wollte als Imbiss jede Menge Fisch mitbringen. Ismael, ein Imitationskünstler und Illusionist aus Ingolstadt, und seine impulsive Freundin Ingeborg wollten die Inszenierung des Indianerfestes übernehmen.
Es kamen E-Mails aus Innsbruck, Ihringen, Idar-Oberstein, Illertissen, Ilmenau, Immenstadt, Ingelfingen, Inzell, Iserlohn, Isselburg, Itzehoe, der Insel Mainau, Ixheim und sonst irgendwo her. Sogar Leute aus Island, Irland und Italien waren interessiert. Ingo und Isabella fanden das Interesse der Indianerfreunde geradezu imposant. Einige Interessenten meldeten sich auch mit einem Codenamen, z. B. geschmeidiger Iltis, stacheliger Igel, irdischer Ikarus, leuchtende Iris oder Iltschi.
„Ingo, ich kenne Iris, die Intellektuelle, die bei der Stadtverwaltung von Itzehoe tätig ist. Iris könnte uns bestimmt einen idealen Zeltplatz in der idyllischen Lichtung inmitten des Stadtwaldes besorgen. Inzwischen haben sich per Internet bereits hundert interessierte Indianerfreunde gemeldet." „Ja, Isabella, Iris ist eine intelligente Frau, jedenfalls keine Ignorantin und auch nicht intrigant. Sie hat bestimmt die Intention, uns zu helfen", meinte Ingo. „Schließlich ist das Vorhaben nicht irregulär oder illegal oder idiotisch. Sie kann damit auch das Image von Itzehoe immens aufpolieren", fügte er ironisch hinzu. „Ich rufe Iris sofort an und vereinbare einen Termin mit ihr, damit wir dann in die intensive Planung gehen können", sagte Isabella. „Was hältst du davon, wenn wir uns mit Ismael und Ingeborg in Ingolstadt treffen? Ihre Ideen zur Inszenierung des Indianerfestes sind bestimmt sehr interessant. Wir könnten gemeinsam überlegen, welche Instrumente wir brauchen und woher die Indianerzelte kommen sollen, welches Essen und welche Getränke besorgt werden müssen usw."
„Ja, Isabella, das ist prima! Ich schicke sofort eine E-Mail an Ingeborg und Ismael", antwortete Ingo.

Julianes Jubiläum

Juliane, genannt Jule, arbeitete in einer Joghurtfabrik in Jever. Seit Jahren war sie mit Jakob, einem echten Juwel und Inhaber der Joghurtfabrik, befreundet und erfand für ihn neue Joghurtrezepte. Die jung gebliebene, jugendlich wirkende Jule war sehr beliebt bei ihren Kollegen. Im Juni des Jahres stand ihr 25-jähriges Jubiläum an.

Jakob und Jules Kollegen – Jane, mit der Jule einen Yogakurs besuchte und in den Pausen Jogitee trank; Jutta, die für Japan schwärmte; Johanna, die noch Jadeschmuck herstellte; Jens und Jonas, die gemeinsam Judosport betrieben, und Julian, der großes Interesse an Jamaika hatte – sie überlegten, wie sie die Jubilarin überraschen könnten.

„Jule träumt schon jahrelang von einer Fahrt auf einer Jacht", meinte Jakob. „Oh, ja – wir mieten eine Jacht und schippern für ein Wochenende auf die Insel Juist. Die Überfahrt gestalten wir mit Jubiläumsdarbietungen. Ich könnte einige Jogaübungen präsentieren. Alles steht unter dem Motto: Joghurt, z. B. Joghurtkuchen mit Johannisbeeren, Salate mit Joghurtdressing usw. – was haltet ihr davon?", schlug Jane vor.

„Genial, ich führe einen japanischen Tanz vor und überreiche Jule ein Jasmingesteck. Es juckt schon in den Füßen", meinte Jutta. Alle waren begeistert von der Jubiläumsüberraschung, johlten und jubelten. Jens und Jonas boten an, einige Judo- bzw. Jiu-Jitsuübungen vorzuführen. Johanna wollte für eine Halskette einen Anhänger aus Jade in Form eines Jaguars herstellen. „Auf der Rückfahrt von Juist spiele ich auf meiner Gitarre jamaikanische Musik und trage einen juxhaften Jambus vor, natürlich in den Farben Jamaikas gekleidet", jauchzte Julian.

„Hoffentlich findet ihr meine Idee nicht jämmerlich!", japste Jakob. „Juliane liebt Loriots Sketch vom Jodeldiplom. Ich würde gerne einen jodelnden Jüngling spielen." Wiederum brachen alle in Johlen und Jauchzen aus. „So, jetzt reicht es auch. Jeder von uns hat zu Jules Jubiläumsfeier eine glänzende Idee gehabt. Jetzt müssen wir nur noch klären, wer die Jacht mietet und an welchem Juniwochenende es nach Juist gehen soll. Ich bin jederzeit bereit, vereinigt im Jin und Jang, jenseits von Gut und Böse, die Organisation zu übernehmen", juxte Jonas.

„Jakob, du stellst genügend Joghurt zur Verfügung! Jane, du backst Joghurtplätzchen! Jutta, du malst eine Jacht und eine kleine Insel auf Japanpapier! Johanna, du formst einen Jaguar aus Marzipan! In die Jaguarfigur stecken wir dann das gerollte Japanpapier – als Gutschein für die Jubiläumstour. An dem Jubiläumstag im Juni versammeln wir uns alle in der Joghurtfabrik und überreichen Jule den Gutschein. Und Julian, du singst dazu jamaikanische Lieder! Ich hoffe, dass Jule unsere Ideen auch gefallen werden!" Damit hatte Jonas die gesamte Organisation von Jules 25-jährigem Jubiläum in der Joghurtfabrik übernommen und alle warteten gespannt auf den Jubeltag.

Konstantin und Katja

Konstantin, von den Königsberger Kunstliebhabern Carlotta und Carlo während eines Kurzurlaubs in Konstantinopel gezeugt – daher auch der Name Konstantin –, war von Kindesbeinen an immer mit den bildenden Künsten konfrontiert. Als kleiner Knirps beschloss er, später einmal ein berühmter Künstler zu werden. In der Schule belegte er Kunst als Leistungskurs und begann nach dem Abi mit einem Kunststudium in Köln.

In Köln lernte er auf einem Konzert von Konstantin Wecker seine Kommilitonin Katja aus Cuxhaven näher kennen. Katja, im knallroten, knielangen Kleid, kontaktierte sofort Konstantin, der in kräftig kobaltblauer Kleidung und Krempelkappe erschienen war. Nach dem Konzert starteten sie ihre Konversation und tranken eine kühlende Cola. Bei einem Cocktail und Kartoffelchips entdeckten sie – übrigens beide mit Knoten im Haar – viele Gemeinsamkeiten.

Beide liebten Katzen, Kühe, Kobaltblau und Knallrot, Kanada, Kirschbaum- und Kiefernholz, Kino, Kneipenbesuche, Konzerte – natürlich auch klassische – und die Maler Macke, Klee und Kandinsky. Kulinarisch waren sie sich ebenfalls einig: Krabben, Kartoffelauflauf, Karotten, Kohl, Käse, Kabeljau, Kirschkuchen und vor allem Kaiserschmarren.

Die Kenntnisnahme so vieler Gemeinsamkeiten sowie die starke gegenseitige Anziehungskraft veranlassten sie dazu, ein weiteres Treffen zu vereinbaren. Gemeinsames Kochen in Katjas kuscheliger Küche sowie ein Besuch der Kasseler Documenta an einem der kommenden Tage standen zur Diskussion.

Der Tag des Besuchs der Documenta war gekommen. Mit Konstantins kobaltblauem Cabriolet kurvten sie von Köln nach Kassel. Im Cabrio zeigten sich beide äußerst kontaktfreudig und kommunikativ und kommentierten kritisch jede geringste Kleinigkeit, mit der sie auf der kuriosen Strecke konfrontiert wurden.

Endlich waren sie in Kassel angekommen. Wegen des großen Andrangs mussten sie das Cabrio in einem nahe gelegenen Kaufhaus parken und fast einen Kilometer zu Fuß bis zur Documenta gehen. Sie stürzten sich gleich auf die Kunstwerke und kamen aus dem Staunen nicht mehr raus. „Komm Konstantin, guck dir diese Skulpturen mal an! Einfach klasse!", schwärmte Katja. „Da waren wirklich sehr kreative Könner am Werk mit kolossalem künstlerischen Potenzial. Könnte ich nur solche kuriosen, kantigen Skulpturen kreieren! "

„Das käme auf einen Versuch an. Ich hätte Lust, mit dir ein Kunstprojekt mit Skulpturen aus Kiefernholz zu planen." „Das wäre großartig!" Vor Glück küsste er die kesse Katja auf ihr Kinn. „Ich fühle mich sehr inspiriert. Komm, wir gehen in das Künstlercafé, konsumieren leckeren Kirschkuchen, trinken Kaffee oder Kakao und sammeln Ideen für unser Projekt", schlug Konstantin der quirligen Katja vor.

Sie gingen in das Café und bestellten beim Kellner Kirsch- und Käsekuchen, ein Kännchen Kaffee und einen Cappuccino. „Wir sollten in unser Projekt das K integrieren. K verbindet uns enorm – Konstantin und Katja, Kunststudium in Köln“, bemerkte Katja. „Die Idee ist klasse! Schließlich kreieren wir dieses Projekt auch bei Käse- und Kirschkuchen und Kaffee. Hinzu kommen unsere gemeinsamen Interessen: Kino, Konzerte, Kandinsky, Kobaltblau und vieles mehr. Wenn wir jetzt Kreide hätten, könnten wir eine Skizze anfertigen – oder hast du einen Kugelschreiber eingesteckt?“, fragte Konstantin. „Am Computer könnten wir bis ins kleinste Detail gehen. Kurzum, es kann auch so funktionieren – keine Katastrophe.“
„In meinem Rucksack habe ich einen Kuli und Kartonpapier, wir können also eine Skizze anfertigen“, kommentierte Katja. Die Kommunikation schien quasi ohne Konflikte und Komplikationen zu verlaufen.
„Der Käsekuchen und der Cappuccino schmecken aber komisch. Hätte ich doch lieber Quarktaschen und Kaffee bestellt“, quengelte Katja kurze Zeit später vor sich hin. Konstantin reagierte sehr genervt: „Mensch Katja, konntest du dir nicht vor der Bestellung Klarheit verschaffen? Jetzt hast du alles kaputt gemacht, meine kreativen Prozesse vollkommen blockiert. Gleich kommt bestimmt noch: Ich mag auch keine Katzen, lieber Cockerspaniel, kein Kirschbaumholz, sondern lieber Kastanien, keine Skulpturen – usw.“
Katja konnte kaum glauben, was Konstantin zu derartigem Kontern veranlasst hatte. „Ich glaube, es ist besser, wenn ich jetzt gehe. Dieses konfliktgeladene Meckern ist echt zum Kotzen. Es macht mich krank und ich kündige dir unsere noch kurze, kameradschaftliche Freundschaft. Fahr du alleine nach Köln zurück! Ich bleibe bei meiner Kommilitonin Claudia in Kassel und verbuche dieses Kapitel unter Konstantins kapitalem Kunstfehler“, sagte Katja kummervoll klagend, packte ihre Sachen und zog von dannen.

Leonards lächerliche Lügengeschichten

Leonards neues lustiges Hobby war das Erfinden von Lügengeschichten. Lilly, eine Freundin, liebte Leonards Lügen. Also lud Leonard Lilly zu einem leckeren Linseneintopf in sein Loft ein. Zum Linseneintopf hatte er noch Laugenbrezel besorgt. Nach dem Essen gingen sie für die Lesung seiner Lügengeschichte ins mit Lichtern und Leuchtern dekorierte, lila gestrichene Wohnzimmer. Lässig und leger gekleidet lümmelte sich Leonard auf seinem Liegesofa. Lilly legte sich zum Lauschen auf einen luxuriösen Liegesessel, trank Bitter Lemmon und naschte Lakritzschnecken. Leonard nippte noch mal an seinem Limonenlikör und legte los.

„Vor nicht allzu langer Zeit habe ich mir, ursprünglich aus Langeweile, aus Lindenholz ein lokomotivenähnliches Boot, das auch auf der Landstraße genutzt werden kann, gebaut, es lila angestrichen und mit Limonenlimonade auf den Namen Larifari getauft. Liebevoll eingerichtet bin ich dann mit Larifari Lahn abwärts gepaddelt.

Plötzlich kam ein langhaariger, lockiger Lotse an Bord, der lediglich einen ledernen Lendenschurz lässig um die Lenden geschwungen hatte. Auf dem Lendenschurz war in leuchtenden Lettern sein Name „Ludowigo“ zu lesen. Ludowigo lenkte Larifari in einen mir bis dahin unbekannten Längskanal, der links und rechts mit Linden, Lärchen, Levkojen, Löwenmäulchen und wunderschönen Liliengewächsen bewachsen war. So kam ich letztendlich zu dem kleinen, lieblichen Inselstaat Leuchtland.

Larifari musste jetzt natürlich auf die Landstraße. Dort war ich dann lausig langsam unterwegs. Allerdings konnte ich so die Landschaft mit ihren zahlreichen Lavendelfeldern besser genießen. In den Lavendelfeldern lümmelten sich Leguane, Luchse, Lamas, Löwen, Lurche, Labradorhunde und Leoparden locker und friedlich nebeneinander. So was gibt es wohl nur in Leuchtland!

Leuchtlands Hauptstadt lautet Liesas – Bonn, nicht zu verwechseln mit Portugals Lissabon. Die sehr lustigen Leute leben alle in lila gestreiften Leuchttürmen. Sie haben lockiges, langes Haar, leuchtend strahlende Augen, immer ein Lächeln auf den Lippen, lachen oft lauthals, sind sehr lebensfroh und liebenswert. Die Leuchtländer lispeln und haben eine Logorrhoe – in Leuchtland übrigens normal und keine Störung oder Krankheit. Die Leuchtländler sprechen relativ leise, lügen nie, loben sehr oft, lesen sehr viel, mögen Leichtathletik, laufen viel, tragen gerne lässige Latzhosen und lieben leckere Linsensuppe mit Leberknödeln. Da die Leuchtländler regelrechte Leseratten sind, hängen an jeder dritten Laterne lila Lesekästen, gefüllt mit Literatur. Lektorin Lydia Lilliputt ist verantwortlich für die Bestückung der Lesekästen. Ich lernte Lydia bei einer Lesung mit anschließendem Labskausessen kennen.

Alle Leuchtländler dürfen sich was aus dem Lesekasten leihen. Die lästige Gefahr des Diebstahls gibt es in Leuchtland nicht. Zudem lieben die Leuchtländler Lohengrin, der fast täglich aus den Lautsprechern klingt. Auch alle Lokalbekanntmachungen werden von Lehrer Lippenrot über Lautsprecher übertragen, stets eingebunden in lustigen Liedern.
Ich lud Lydia ein, mir das Land zu zeigen. Lydia besaß eine liebe Labradorhündin namens Lucy, ohne die Lydia ihren Leuchtturm nie verlassen würde. Also musste Larifari Lydia, Lucy und mich durch Leuchtland leiten. Lydia war begeistert von lila Larifari, da Lila auch ihre Lieblingsfarbe war. Langsam fuhren wir die lehmige Landstraße entlang. Lavendelduft lag in der Luft. Plötzlich sprang ein vor einem Lavastrom flüchtender Leopard auf Larifari und gesellte sich zu Lydia, Lucy und mir. Der Leopard leckte an Lydias Locken und ließ sich vor Lucys lehmverschmutzten Pfoten nieder.
Larifari brauchte Treibstoff und zwar Leinsamenöl. „Meine Leinsamenölkanister sind leer. Einer hat wohl ein Loch. Was nun?“, lamentierte ich völlig lustlos herum. Lydia hatte die Lösung. „Hast du ein Lasso oder eine einfache Leine? Wir könnten Lucy und den Leoparden vor Larifari leinen und beide könnten uns bis zur nächsten Leinsamentankstelle ziehen.“
So haben wir es dann auch gemacht.

Müller Moritz und Margot Mehlwurm

Moritz hatte von seiner Mutter Magdalene Mehlwurm, genannt Mäli, eine Mühle mit anliegender gemütlicher Mansardenwohnung, die mit antiken Möbeln aus Mahagoni bestückt war, in Michelbach geerbt. Die Mühle lag an einem Mühlgraben, an dessen Ufern Mandelbäume, Misteln und Magnolien wuchsen. Auf der Wiese vor der Mühle blühten Margeriten, Mohnblumen und Mirabellenbäume.

Die mädchenhaft wirkende Margot, modern gekleidet, und der muskulöse, männlich wirkende Moritz – übrigens beide Müller – hatten sich im Monat Mai letzten Jahres in einem märchenhaften Urlaub in Marokko bei einem Meeresspaziergang kennengelernt.

Jetzt betrieben die beiden Müller gemeinsam die Mühle in Michelbach. Sie mahlten Mehl aus allen möglichen Getreidesorten, insbesondere Maismehl und neuerdings auch Mohnsamenmehl. Morgens kam immer eine monströse Maus in die Mühle. Margot mochte die Maus, die sie an ihre frühere mausgraue, mimosenhafte Freundin Mechthild aus Mölln erinnerte, und nannte die Maus Meggy. Meggy ernährte sich von Maden, Milben und Mehlwürmern. Das war gut für das Mehl in der Mühle. Beim Mahlen des Mehls hörten Moritz und Margot immer Musik von Mozart.

Mittwochs kam Moritz molliger Bruder Max, der in Mornshausen eine mächtige Molkerei besaß, er brachte Milch und Magermilchprodukte, wie z. B. Magerquark. Für das morgendliche Müsli brauchten sie Magermilchjoghurt in rauen Mengen.

Margot monierte den recht mühevollen Mühlenbetrieb zunehmend mehr und machte mit Moritz eine Marktanalyse, um zu recherchieren, ob sich ein Verkauf von Mühlen- und Milchprodukten über einen Naturkostladen rentieren würde. Die aus der Marktanalyse gewonnene Momentaufnahme machte Mut.

Das Projekt „Mehlwurms musikalischer Marktstand“ war geboren. Mit Engagement konzentrierte sich Margot monatelang auf dieses Projekt. Sie mischte verschiedene Müsli, backte Mehrkornbrote und Maismehlgebäck, kochte Marmeladen und Mirabellenmus, verpackte mehrere Mehlsorten usw.

Im Untergeschoss der geräumigen Mansardenwohnung war noch ein großes Zimmer mit Marmorboden und abgestellten Möbeln wie Mahagoniholzregalen ungenutzt. Hier konnte Margot, die sich wie in einem modernen Märchen fühlte, mutig modeln. Sie strich die Mauern maisgelb, malte Mohnblumen darauf, baute mit Moritz gemeinsam eine Theke aus Mahagoni und machte es richtig gemütlich. Zum Abschluss malte sie noch ein Schild „Mehlwurms musikalischer Marktstand“ und stellte einen Strauß Margeriten und Mohnblumen auf das kleine Mahagonitischchen in der gemütlichen Sitzecke. Gemeinsam mit Moritz feierte sie das mustergültige Meisterwerk bei einem Gläschen Mirabellenwein und Mohnkuchen. „Hoffentlich machen wir damit auch anderen Menschen eine Freude!“, meinte Margot.

Nora und Nils an der Nordsee

Nora und Nils wohnten mit ihrem Neufundländer Norman in einer Neubauwohnung in Nürnberg. Nach einem recht nervig verlaufenden Jahr nörgelte Nils nur noch rum. „Nun ja, Nils, was hältst du von einem ungewöhnlichen Novemberurlaub an der Nordsee? Du, ich und natürlich Norman nehmen uns eine Auszeit und fahren auf die Nordseeinsel Norderney."
Neugierigen Blickes nahm Nils Noras nette Idee entgegen. „Nüchtern betrachtet habe ich jetzt einen Urlaub auch bitter nötig. Nur an die Nordsee habe ich bisher noch nicht gedacht. Der Norden könnte nämlich im November zu kalt sein. Ich dachte an eine nette Kreuzfahrt auf dem Nil, oder an Nairobi oder Namibia – Nashörner und Nilpferde betrachten und so."
„Natürlich wäre das schöner. Aber was machen wir dann mit Norman? Unseren Nachbarn Norbert und Nina können wir doch nicht einen riesigen, närrischen, neurotischen Neufundländer zumuten, nur weil uns die Nordseeküste jetzt zu kalt ist und wir lieber nach Afrika fliegen. Von Nathalies Neffen Nathan weiß ich, dass die Nordseebewohner sehr hundelieb sind und wir unseren Norman einfach mitnehmen können."
„Na gut, notgedrungen gebe ich dir recht. Genießen wir mit Norman die schöne Natur auf Norderney! Noch morgen Nachmittag buche ich unseren Nordseeurlaub. Schade, kein Nacktbaden im November, aber einen traurigen Norman könnte ich mir niemals verzeihen", sagte Nils und lachte neckisch. Am nächsten Tag ging Nils in ein Reisebüro. Nora nähte sich noch schnell ein nachtblaues Negligé.
Natürlich war die Buchung des Nordseeurlaubs kein Problem, da die Nachfrage nicht gerade groß war. Schon am nächsten Wochenende packten Nils und Nora ihren glücklichen Neufundländer ins Auto und starteten in einer Nacht- und Nebelaktion die Reise an die Nordsee. Nach etwa neunhundert Kilometer Fahrt im Nieselregen erreichten sie endlich Norden, wo sie eine Nacht verbringen mussten.
Am nächsten Tag nahmen sie von Norddeich die Fähre durch das Niedersächsische Wattenmeer nach Norderney. Auf Norderney angekommen war es zunächst noch etwas nebelig und nieselig. Ein nasskalter, salzhaltiger Nordseewind blies ihnen ins Gesicht. Nachdem sie ihr Gepäck ins Hotel gebracht hatten, kam die Sonne zum Vorschein. Nun stand der Erkundung Norderneys in nachtblauen Nylonjacken nichts mehr im Wege.
Norman stürmte neugierig und ausgelassen auf die Nordseewellen zu und steckte Nils und Nora mit seiner Unbeschwertheit an. Nach und nach blies der Nordseewind alle nervigen, negativen und nebensächlichen Gedanken aus den Köpfen und schaffte Platz für neue Erfahrungen. Nora und Nils neckten sich, liefen mit Norman um die Wette und machten Pläne für die nächsten Tage auf Norderney. „Urlaub auf Norderney, war doch eine sehr gute Idee. Ich hätte nie gedacht, dass es so erholsam für uns wird", sagte Nils zufrieden zu Nora.

Ottilies Osterwochenende

Ottilie war eine ordnungsliebende Optikerin aus Offenbach. Ostern machte sie es sich auf ihrem ockerfarbenen Ottomanen vor dem offenen Kamin gemütlich, aß Obstkuchen und trank Orangensaft. Dabei hörte sie ein Oboenkonzert, eingespielt von einem Oldenburger Orchester, und erfreute sich ihrer Orchideen auf den Obelisken. Das Osterwochenende wollte sie ohne andere Menschen verbringen, weil sie als Optikerin ständig in der Öffentlichkeit stand, abends oft Opernbesuche machte und nun eine Oase der Ruhe brauchte. Leonard, ein Kunde des Optikergeschäftes, hatte ihr zu Ostern eine Kassette mit originellen Hörkurzgeschichten geschenkt, wofür sie jetzt ein offenes Ohr hatte. Ottilie wählte die Geschichte:

OSTERN IN OBOLONIEN

„Obolonien ist ein kleiner ovalförmiger Inselstaat im Osten des Ozeans, der ein bisschen an den Odenwald erinnert. Die offizielle Landessprache obolonisch ist durch den häufigen Gebrauch der Laute O und Ö gekennzeichnet. Oliven- und Orangenbäume, Oleander, Orchideen und Osterglocken sind geradezu obligatorisch. Dadurch ist das ganze Land in den Farben Ocker, Oliv und Orange gekleidet.

Die ordnungsliebenden Obolonier leben alle in oval gebauten, ockerfarbigen Häusern mit Ofenheizung und Obelisken. Oliven aus ökologischem Anbau sind die Haupteinnahmequelle. Ohne Ausnahme heißen alle Männer Oliver und alle Frauen Olivia. Um der Unterscheidung der Obolonier nicht völlig ohnmächtig gegenüberzustehen, erhält jeder Obolonier zur Geburt vom Ordnungsamt originelle selbstreinigende, mitwachsende Oberhemden – ockerfarben für Frauen und olivgrün für Männer – mit einer orangefarbig aufgedruckten offiziellen Ordnungszahl und einem zweiten Vornamen.

Das Osterfest ist in Obolonien im goldenen Oktober. Dazu kommen viele Osterurlauber unter anderem aus Oldenburg, Osnabrück, Offenbach, Ottawa und auch aus Österreich angereist. Oftmals werden sie auf der ohnehin beschwerlichen Überfahrt auf offener See von orkanartigen Stürmen heimgesucht, bei der es aber bisher noch keine Opfer zu beklagen gab.

Der österliche Umzug am Ostersonntag ist ein öffentliches Großereignis in Obolonien. Alle Omas und Opas sind orangefarben gekleidet und haben große Ohren – Hasenohren – auf ihre ovalförmigen Köpfe geschnallt. Unter großen Ovationen, begleitet von Orgel- und Oboenmusik, reiten sie auf Ochsen durch die Straßen und werfen Ostereier, Obst und Oliven ins Publikum.

Die Offiziellen, unter ihnen auch Oberbürgermeister Oliver Ole und die Oppositionspolitiker, observieren das obskure Treiben. Sie organisieren auch das gemeinsame Osteressen. Dazu werden Omeletts mit Oliven und Ölsardinen, Olivenbrote und als Dessert ein opulenter

Textebene

Obstsalat offeriert. Obstsäfte, vor allem Orangensäfte, natürlich alles mit optimalem Odeur, werden an vielen Orten von obolonischen Oberkellnern an ovalen, mit österlichen Ornamenten geschmückten Tischen ohne Kosten serviert.
Den Abschluss des österlichen Spektakels bildet ein ominöses Otterrennen, worauf die Obolonier und auch die Ostergäste Wetten abschließen können. Oberbürgermeister Oliver Ole ehrt den Gewinner mit einem Orden und mit einer Fahrt im Oldtimer durch Obolonien."
Ottilie hatte großen Gefallen an der obolonischen Ostergeschichte gefunden. Sie nahm sich vor, an Ostern auch noch andere Geschichten anzuhören und die Kassette nach dem Wochenende ihren Freundinnen Olga, Odine und Olivia zu geben.

Puppentheater

Paula, Pia, Peter und Patrick gründeten in Paderborn ein kleines, aber pompöses Puppentheater nach Vorbild der „Augsburger Puppenkiste“. Sie produzierten ihre Puppen selbst aus Pappmaschee. An Pfingsten präsentierte Paula ihren Freunden eine neu erfundene Geschichte für die nächste Puppenaufführung und stellte die Protagonisten, die angefertigt werden mussten, in Kurzform vor:
„Der pummelige Pandabär Pu und sein possierlicher Freund Pinguin Piet lebten auf Pellworm und planten eine große Paddeltour mit ihrem Schiff, das sie sich aus Pappeln, Palisander und Pinien gebaut hatten. Sie wollten durch den Panamakanal nach Patagonien paddeln. Start der großen Paddeltour sollte an Pfingsten auf Pellworm sein.
Der pfiffige, perfektionistische Pinguin Piet, mit piepsiger Stimme, hatte eine prächtige Idee: „Es wäre prima, wenn wir noch ein paar positiv denkende Paddelfreunde finden könnten. Wir machen unseren Plan in der Presse publik und suchen Partner für die Reise nach Patagonien. Das Presseinserat sollte so lauten: Panda Pu und Pinguin Piet suchen noch sechs Partner für ihre Paddeltour nach Patagonien. Wer mitfahren möchte, stellt sich Pfingstsonntag mit einem Paddel, einer purpurroten Fahne und pinkfarbenen Pumphosen vor das große Portal am Parkplatz auf dem Pier vor der Pizzeria. Die Parole heißt: Patagonien.
Panda Pu war mit Pinguin Piets Plan sofort einverstanden. Bis Pfingsten waren es nur noch ein paar Tage, also war es Zeit zum Packen. Pullover, Pyjamas, Pudelmützen usw. mussten in Pakete verpackt werden. Perfekt ausgestattet pilgerten Pu und Piet am Sonntag erwartungsvoll zum Portal am Pier. Tatsächlich warteten dort schon fünf Paddelfreunde in pinkfarbenen Pumphosen mit Pudelmützen auf dem Kopf, purpurrote Fähnchen schwingend.
Als Erster präsentierte sich Pudel Peg. Erst vor Kurzem aus dem Polizeidienst ausgeschieden, hatte Pudel Peg jetzt Zeit für neue prekäre, persönliche Herausforderungen. Bepackt mit einem großen Pappkarton voller Pampelmusen, Paprika und Peperoni und einer Panflöte fieberte er der Paddeltour entgegen.
Als Nächstes kam Perserkater Paul, ein Pianospieler, ein bisschen pingelig und auch pedantisch, aber sehr positiv wirkend. Er hatte ein Päckchen mit Plätzchen, Puddingpulver, Preiselbeeren, getrockneter Petersilie und Pimpernelle im Gepäck. Paul freute sich sehr darüber, dass Pudel Peg mit Polizeierfahrung mit von der Partie war, da er hin und wieder zu leichten Panikattacken neigte.
Der Dritte im Bunde war Panther Paulus, ein permanent ausgebrannter, pomadiger, polternder Pädagoge, der dringend eine Pause brauchte, um seine pessimistische Stimmung aufzupolieren. Zudem war er an Paläontologie interessiert und Patagonien reizte ihn sehr. Um Poseidon zu besänftigen und plötzlich auftretenden Pessimismusattacken entgegenzuwirken, hatte er auch seine Posaune mit Perlmuttbeschlägen dabei.

Dann kam noch Pelikan Pat angewatschelt. Pat war ein Poet und hatte einen Hang zum Predigen. Er hatte viel Papier und Postkarten im Gepäck, damit er praktisch von jedem Punkt der Welt berichten konnte.

Per pedes pirschte sich schließlich noch der peppige Papagei Pico heran. Pico war ein sehr imposanter, lustiger Geselle. Er verstand es perfekt, verschiedene Politiker zu parodieren und legte großen Wert auf Pediküre. In seinem Gepäck waren portionierte Papayas, Pistazien, Pinienkerne und Paranüsse in kleinen pinkfarbigen Plastiksäckchen.

Panda Pu und Pinguin Piet führten ihre Gefährten Pudel Peg, Perserkater Paul, Panther Paulus, Pelikan Pat und Papagei Pico zu dem Schiff. Perplex begutachteten alle das prächtige, pinkfarbene Schiff, das auch ein großes purpurrotes Segel hatte, also nicht nur durch Paddeln fortbewegt werden konnte.

Plötzlich peitschte noch Puma Pulk als achter Passagier mit einem großen Paddel auf das Schiff. Pinguin Piet und Panda Pu freuten sich sehr darüber, denn bei einer Flaute waren schon acht Paddler notwendig. Nachdem alle Pakete, Pritschen, Periskope und was man auf einer Reise nach Patagonien noch so braucht an Bord waren, tauften sie das Schiff mit Pampelmusensaft auf den Namen „Ping-Pong-Palast“ und die Reise nach Patagonien ging los.

Quintus, der Querulant

Quintus saß in der Quantasmaschine und kam aus Quebec. Sorgfältig sortierte er seine dort gesammelten Quittungen und quengelte vor sich hin. Dann kam ihm die quirlige Stewardess namens Quirina in die Quere. Sie quälte ihn mit ihrer quäkenden Stimme und brachte ihm Quarkbrötchen mit Quittenmarmelade und frisches Quellwasser.

„Die glaubt wohl auch alles, was diese Quacksalber erzählen – von wegen Energie spendendes Quellwasser und gesunder Quark und Quitten. So eine Quasselstrippe! Meine Quittungen aus Quebec hat sie auch durcheinandergebracht.

Der quietschvergnügte Quasimodo hinter mir nervt gewaltig. Diese Qualle macht sich so breit, dass ich in meinem Sitz bestimmt noch Quetschungen erleide. Nach Qualm stinkt er auch. Jetzt berichtet er seiner Quickborner Nachbarin auch noch, dass er in Quebec ein Querflötenkonzert im Quintenzirkel von größter Qualität gegeben habe. So ein Angeber. Wahrscheinlich hat er seiner Querflöte nur Quietschtöne entlocken können.“ Quintus starrte ungeduldig auf seine Quarzuhr.

„Damit ich diesen Quatsch nicht mehr länger anhören muss, nehme ich lieber diese quadratischen Kopfhörer und schaue mir das Quiz mit dem sogenannten Quotenkönig im Fernsehen an. Möchte wissen, was diesen quergestreiften Anzugträger eigentlich zum Quizmaster qualifiziert. Dieser Quadratschädel vor mir baut sich auf wie ein Quader und verdeckt mir quasi den Blick – noch so eine Qualle! Aber ich möchte jetzt keine Querelen mit diesem Querkopf anfangen. Die Quintessenz ist – ich gucke nicht mehr weiter, suche mir quasi eine andere Beschäftigung.

Wenn ich in Frankfurt ankomme, brauche ich noch ein Quartier für eine Nacht, bevor ich dann endlich wieder bei meiner Familie in Quotshausen bin. Hoffentlich freuen sich der Kleine über das Quipsspiel und der Quintaner über das Quartettspiel. Meiner Frau gefällt hoffentlich die Queen-CD. Für dieses Quartal ist damit auch das Quantum an Geschenken erfüllt. Wäre ich doch bloß schon in Quieszenz, und die Quälerei mit der Arbeit und den damit verbundenen Auslandsflügen hätte ein Ende!“ Erneut starrte Quintus gebannt auf seine Quarzuhr.

„Noch eine Viertelstunde und die Quantasmaschine setzt zur Landung an. Die quirlige Quasselstrippe von Stewardess hat wohl auch nichts mehr zu bieten. Mit einem Quäntchen Glück habe ich es gleich geschafft, und ich bin mit allen quitt.“

Radler Rita und Rudi im Restaurant

Rita und Rudi machten eine Radtour durch Rüsselsheim. Als es anfing zu regnen, radelten sie rasch zu einem Restaurant, um eine Rast einzulegen. Das rasante Radeln hatte bei beiden einen Riesenappetit als Resultat. Die resolute Rita bestellte Reis, Rettichsalat und Rinderfilet. Der eher reservierte Rudi nahm Rehrücken, Rotkohl und Rhönklöße. Zum Essen trank er ein Glas Rotwein, sie einen Rosé. Zum Nachtisch gab es Rhabarberpudding. Rührend kümmerten sich die Restaurantkellner um die regendurchnässten Radfahrer.

Aus dem Nieselregen war inzwischen ein richtiger Regenguss geworden und Rita und Rudi rätselten, was sie tun sollten. Im Hintergrund rieselte leise ruhige, rührselige Rockmusik aus dem Radio. Rudi hatte die rettende Idee: „In meinem Rucksack habe ich einen renommierten Radtourenatlas. Wir planen eine richtige, riesenlange Radtour, solange es regnet." Rita fand das großartig. „Ran geht's an Rudis und Ritas Radtourplan!", reagierte sie vorfreudig.

Rücksichtsvoll räumte Rudi den Tisch für die Reisekarten frei, rückte näher an Rita ran und roch das angenehm riechende Rosenöl. Rita roch das ebenfalls nach Rosenduft riechende Rasierwasser von Rudi. „Wie wäre es mit einer Radtour durch die Rhön? Renate und Rüdiger waren letztes Frühjahr mit Rennrädern auf Rübezahls Spuren im Riesengebirge unterwegs." Rita raufte sich die roten Haare. „Ruhig, Blut – Radeln durch das Riesengebirge wäre mir doch für den Anfang eine Nummer zu groß, da ist mir die Rhön doch lieber." Rudi breitete die Reisekarte aus und recherchierte die Strecke von Rüsselsheim in die Rhön. „Diese Tour wird uns viel Kraft rauben, da brauchen wir sicher noch Trainingseinheiten", raunte Rudi.

„Vielleicht wäre Rügen doch reizvoller. Wir packen die Räder in den Zug nach Rostock, radeln dann über Ribnitz-Damgarten nach Stralsund und schon sind wir auf Rügen", schlug Rita dem ruhig gewordenen Rudi vor. „Das würde mich wirklich sehr reizen – eine Radtour durch Rügen. Reinhard hat mir auch schon einiges über den Rasenden Roland auf Rügen erzählt. Die Tour durch die Rhön erfordert ja fast roboterhaftes Radeln. Schau mal, von Rambin aus könnte die Route rund um die Insel Rügen führen oder wir radeln gleich nach Ralswiek und machen dort eine längere Ruhepause, vielleicht eine reelle Chance, um reale räuberische Robben, verschiedene Raupen und richtige Raketenwürmer zu beobachten. Die Idee ist brillant. Reinhard hat bestimmt noch ein paar Ratschläge für uns."

Rudi reagierte mit riesiger Begeisterung und strich Rita über den Rücken. Rita freute sich riesig über Rudis regelrechten Ausbruch und bestellte sich noch einen Rotbuschtee. Sie kannte Rudis Freund Reinhard auch und konnte sich nicht vorstellen, dass er außer Riester-Rente noch andere Themen hatte, über die er reden konnte.

Inzwischen hatte der Regen, der für die Planung der Radtour gut gewesen war, wieder aufgehört und ein Regenbogen war am Himmel. Rita und Rudi ließen sich vom Restaurantkellner die Rechnung bringen, bezahlten, schwangen sich auf ihre Räder und radelten ans andere Ende von Rüsselsheim zu ihren Wohnungen. Für den darauf folgenden Tag verabredeten sie, Ausschau nach robusten Radtourutensilien zu halten und Rudi wollte noch im Radgeschäft wegen seiner Räder reklamieren.

Siggi Sorglos und Susi Sonderbar

Susi Sonderbar und Siggi Sorglos, beide aus Sachsen jetzt aber in Saarbrücken sesshaft geworden, lernten sich im September bei einer skurrilen, sehr sensiblen Sängerin aus Seligenstadt kennen. Siggi nahm Gesangsunterricht bei der Seniorin, die auch ein riesiges Sortiment an Saxofonen besaß, an dem die Saxofonspielerin Susi sehr großes Interesse hatte. So lernten sie sich bei der Sängerin kennen und fanden sich sofort sympathisch. Sie kamen ins Gespräch und stellten fest, dass sie beide auf der Suche nach einer sagenhaften Soulband waren – Siggi als Sänger und Susi als Saxofonistin.

Solange sie noch keinen Anschluss an eine Soulband gefunden hatten, trafen sie sich bei sonnigem Wetter samstags und sonntags zum gemeinsamen Proben am See mit Salat, Sesambrötchen und diversen Säften aus Susis Segeltuchtasche. Der kleine See, südlich von Saarbrücken, war bedeckt mit vielen Seerosen und an einer Seite des Sees standen Sonnenblumen und viele Bäume wie Salweiden, Silberpappeln, Sumpfeichen und Sanddorn.

Susi liebte Seerosen sehr und hatte am Wasser, unter einer Salweide sitzend, immer die besten musikalischen Eingebungen. Als ersten Song wählten sie das Soulstück „Sweet Soul Music". Um seine sonore Stimme zu aktivieren, trank Siggi viel Salbeitee, den er in einer silbernen Thermoskanne transportiert hatte, bevor er anfing zu singen. Nach wenigen Sekunden stieg Susi souverän mit ihrem Saxofon ein. „So soll es sein – echt professionell!", sagte Siggi selbstbewusst nach dem ersten Song. „Wir nennen uns die Sorglos Sonderbaren Soulmusiker", schwärmte Siggi. „Mal sehen, was unsere zukünftigen Mitmusiker dazu sagen", bemerkte Susi seelenruhig.

Dann legten sie erst mal eine Pause ein, um den Salat zu essen, eine Suchannonce zu formulieren und ein bisschen Scrabble zu spielen. Susi sinnierte vor sich hin, während Siggi eine solide Unterlage für das Scrabblespiel suchte. „Hey Siggi, was sagst du dazu: Sänger und Saxofonistin suchen selbstbewusste Mitmusiker, die sozusagen süchtig sind nach Soulmusik." „Super", sagte Siggi „aber lass uns erst ein bisschen scrabbeln. Dabei kommt mir sicherlich noch eine saugute Idee."

Susi zog ein Seidentuch mit abgebildetem Säbelzahntiger aus der Segeltuchtasche und sorgte somit für den sofortigen Spielbeginn. Siegesgewiss startete Susi mit der besonderen Scrabbleausgabe – ein Spiel, bei dem jedes Wort ein S im Anlaut haben musste. So scrabbelten sie mit sehr großem Spaß für beide bis zum Sonnenuntergang.

„Nächsten Samstag sehen wir uns wieder. Wenn es nicht am See klappen sollte, in meiner soliden Souterrainwohnung. Da sind wir sozusagen ungestört", sagte Susi Sonderbar.

Tulpen und Tapetenwechsel

Thomas und Tanja, beides Theologiestudenten, lebten mit ihrem etwas tölpelhaften Terrier Tim in einer schönen Turmwohnung in Trier. Tanja liebte Tulpen. Daher hatte sie sich eine Tulpe in die Taille tätowieren lassen. Auf jedem Tisch der Turmwohnung standen Tulpen in terrakottafarbenen Tontöpfen, sogar auf der Toilette.

Beim Tauchen in Tunesien hatten sie den Tierarzt Tobias und die Taxifahrerin Thekla kennengelernt. Da die beiden temperamentvollen Tunesienbekanntschaften auch in Trier wohnten, trafen sie sich oft auf eine Tasse Tee und Torte oder einem Teller Tomatensuppe mit frischem Thymian. Einmal gab es sogar Truthahn mit Trüffelfüllung.

Nach einigen Treffen stellten sie fest, dass sie sich außer Tauchen noch andere Hobbys teilten: Theater, insbesondere Tragikkomödien, Töpfern und Tanzen, besonders Tango, Tarantella und Twist. Tapezieren und Teppichverlegen zählten auch dazu. Tanja und Thekla telefonierten fast täglich und tauschten sich über das Tagesgeschehen und ihre Träume aus. Besonders an trüben, tristen und traurigen Tagen benutzten sie das Telefon zum gegenseitigen Trösten.

„Hallo Thekla, hier ist Tanja. Thomas und ich möchten unser traumhaftes Türmchen renovieren. Ich will Tapeten, Teppiche, ein Tischchen und türkisfarbene, transparente Gardinen kaufen. Thekla, mit deinem technischen Geschick könntest du mich begleiten und dein Taxi nutzen wir als Transportmittel." „Klar Tanja, kein Thema, bevor du an einen trotteligen Typen gerätst und irgendwelchen Tinnef kaufst, stehe ich dir gerne mit Rat und Tat zur Seite und gebe Tipps. Lass uns einen Termin vereinbaren. Ich freue mich total. Was hältst du von terrakotta oder taupe für den Teppichboden? Vielleicht finden wir auch ein Tulpentattoo für die Tapete! Tobias und ich helfen euch gerne beim Tapezieren und Teppichverlegen, obwohl Tobias etwas tollpatschig und träge wirkt."

Ein Ticken trennte plötzlich die Telefonverbindung. Tanja tobte. Terrier Tim hatte dieses Tohuwabohu angerichtet. Tranfunzellig trottete der treue Tim zu Tanja und gab ihr zu verstehen, dass der Termin für seinen Toilettengang gekommen war. „Na gut Tim, du alter Tölpel, gehen wir halt erst Gassi. Du traust dich tatsächlich, auf dem Telefonkabel herumzutrampeln, ein guter Trick. Jetzt kannst du triumphieren, du törichter, kleiner Tyrann! Dann telefoniere ich später noch mal mit Thekla."

Trotzig trabte Tanja mit Tim los durch den Tunnel, entlang des Teiches bis zur theologischen Fakultät, wo Thomas als Tutor tätig war. Thomas freute sich sehr darüber, dass Tanja und Tim ihn abholten. Gemeinsam trotteten sie zu ihrem Türmchen. Auf dem Rückweg erzählte Tanja Thomas von ihrem Telefonat mit Thekla. „Tobias und Thekla werden uns beim Tapezieren helfen. Ich werde mit Thekla alles Notwendige besorgen. Tim hat uns leider unterbrochen. Deswegen rufe ich Thekla nachher noch mal an, um einen Termin mit ihr zu vereinbaren."

Ulrikes und Udos Urlaub auf dem Uranus

Ulrike und Udo aus Ulm überlegten lange, wohin ihr Urlaub gehen sollte. Sie waren schon auf Usedom, in der Uckermark, am Überlinger See und in Ungarn. Reisen nach Umbrien, in die Ukraine und nach Usbekistan hatten sie auch schon unternommen. Selbst Urlaub in Uganda, Uruguay und im Urwald von Usambara war schon auf dem Programm. Und nun?
„Uns fehlt der ultimative Kick – was Unglaubliches, Utopisches, so was wie Urlaub im Universum, auf dem Uranus. Lass uns ein bisschen umherspinnen!", meinte Ulrike ungeduldig.
„Gut, planen wir unseren Uranusurlaub", uzte Udo Ulrike unverblümt. Und los ging es mit den utopischen Fantasien.
„Um zum Uranus zu kommen, braucht man ein untypisches Fluggerät, ein Unikat. Es müsste ungefähr einem U-Boot gleichen, aber unzählige Kilometer fliegen können und das in Überschallgeschwindigkeit. Aus Ulmenholz können wir eine uranangetriebene, U-Boot-ähnliche Umflugrakete mit Überdruckkabine bauen und in Umbra streichen. Dafür brauchen wir einen Überbrückungskredit. Schließlich ist nichts umsonst.
Jetzt müssen wir noch überlegen, was und wen wir mitnehmen. Unsere Freunde Uwe, den unabhängigen Urologen aus Uelzen, Ursula, die umgeschulte Universitätsbibliothekarin aus Ulm, Ulli, den unternehmungslustigen Unternehmer aus Unna und Undine, die ulkige Uhrmacherin aus Uffenheim, sollten als Überraschungsgäste bei diesem Unternehmen dabei sein. Übrigens, unseren Hund Ulf, die uralte Unke Uppsala und den Uhu Ubikus dürfen wir natürlich nicht vergessen. Und um es urgemütlich zu machen, brauchen wir noch Usambaraveilchen und die Ukulele von Urgroßvater Urban.
Vielleicht gibt es im Universum auch Übeltäter und unheimliche Ungeheuer. Daher sollten wir Uniformen tragen, das macht unglaublichen Eindruck. Nicht unwichtig wäre natürlich auch eine Unmenge von Unterwäsche, also Unterhosen und Unterhemden. Undine muss viele unterschiedliche Uhren besorgen. Auf dem Uranus ist ja eine andere Uhrzeit. Zu unserer Unterhaltung wäre es gut, wenn wir viel Literatur mitnehmen würden, z. B.: von Uhland oder Ustinov. Uwe, unser unglaublich geschätzter Urologe, kann bestimmt ein Ultraschallgerät besorgen, damit könnten wir gleich Gestein vom Uranus untersuchen.
Diesen unheimlichen Unsinn könnten wir jetzt noch unendlich, sozusagen bis ins Uferlose weiterspinnen", sagte Ulrike urplötzlich. „Ja, hören wir auf mit diesem Unsinn! Im Übrigen hat diese utopische Spinnerei mir übermäßigen Spaß gemacht. Lass uns noch ein Gläschen ungarischen Wein trinken. Ich plädiere für einen Urlaub in Ungarn. Überleg es dir!", beschloss Udo das Gespräch.

Wandern bei Wind und Wetter

Während eines Winterurlaubs in Venezuela hatten sich die wuselige, waghalsige Vera, mit wallendem weinrotem Haar und wohlgeformten Wimpern, und der wortgewandte Wichtigtuer Wolfgang bei einem Weihnachtsessen kennengelernt. Sowohl Vera als auch Wolfgang hatten gerade eine gescheiterte Beziehung wehmütig hinter sich gebracht und wanderten sich in Venezuela den Wahnsinnsfrust von der aufgewühlten Seele. Schnell waren sie sich wohlgesonnen und wanderten eine Woche zu zweit durch Venezuela.

Jetzt wohnten Wolfgang und Vera in einer wunderschönen Villa in Wiesbaden. Vera war Volontärin bei einer Wiesbadener Zeitung und Wolfgang war Wirtschaftswissenschaftler. Das Wandern hatte sich für beide zu einem wundervollen Hobby entwickelt. Inzwischen war die Wohnung mit Wanderkarten, wetterfester, wind- und wasserundurchlässiger Wanderkleidung, warmer Wäsche – vorwiegend aus Wolle – und Werbeprospekten vollgestopft. Jedes Wochenende und jeder Urlaub wurde abends bei Würstchen und Wirsing mit Wanderungen verplant. Ihr größter Wunsch war es, einmal um die ganze Welt zu wandern. Aber anfangs waren kleinere Wanderungen durch Städte wie Wetzlar, Weilburg und Wismar angesagt. Dann wählten sie allmählich größere Städte wie Wilhelmshaven, Wuppertal, Wien, Warschau, Verona und Venedig. Bei warmem Wetter und wolkenlosem Himmel wanderten sie an einem Wochenende durch den Westerwald. Das war schon wesentlich anstrengender, weil der wüste Waldboden steinig war. Auch das Wandern durch die wassergetränkten Wiesen und Weiden war beschwerlicher als das Wandern auf geteerten Wegen.

Vera und Wolfgang planten immer weitere Wanderungen – einmal um den Wörthersee und um den Wolfgangsee. Bei schlechtem Wetter wickelte sich Vera einen weichen, warmen Wollschal um den Hals und wanderte los. Weil sich das Wandern zur Sucht entwickelte, wendeten sich bisherige Weggefährten immer mehr von Vera und Wolfgang ab.

Beim Wandern durch die Vogesen trotzten sie Wind und Wetter, sogar ein Wirbelsturm ließ sie nicht weichen. Am Wegesrand lag überall weggeworfener Müll. Wütend, fast weinerlich, wetterte Wolfgang wild drauf los „wehe, wenn ich diese Vandalen erwische – Wegweiser abgerissen, Müll weggeworfen ... Ich glaube, ich bin so wütend, ich könnte sie würgen.“ Vera winkte ab und wanderte weiter. „Ich wundere mich auch über diesen Vandalismus, könnte weinen, wenn ich so was sehe, aber wirklich, wir können nichts tun, selbst wenn wir es vehement wollen! Ich genieße lieber die frische Waldluft und warte darauf, Wölfen in den Vogesen zu begegnen. Das wäre wirklich wundervoll!“

Zäzilie und Zacharias

Zäzilie hatte mit ihrer Zwillingsschwester Zora eine zauberhafte Zeit auf Zypern verbracht und danach ihren zotteligen Hund Zausel wieder bei ihren Eltern aus Zwickau abgeholt. Jetzt saß Zäzilie mit Zausel im Zug nach Zürich, wo sie eine Zweizimmerwohnung gemietet hatte. Plötzlich kam ein zwielichtiger, zudringlicher zwei Zentner Zwuckel auf sie zu. Eine Zigarre zwischen den kariösen Zähnen, trat er auf Zausels Pfoten, zwinkerte Zäzilie zu und zettelte einen Streit an. Die zierliche, aber nicht zimperliche Zäzilie mit zinnoberrotem Haar zitterte vor Zorn.

Gegenübersitzend, die Zürcher Zeitung lesend, wurde Zacharias Zeuge des Zwischenfalls und zögerte nicht, als ehemaliger Zehnkämpfer beherzt einzuschreiten. Er zerrte den zudringlichen, zwielichtigen Typen zur Seite und zwang ihn zähnefletschend zum Rückzug.

Mit seiner gezeigten Zivilcourage gelang es Zacharias, wieder ein zartes Lächeln auf Zäzilies Gesicht zu zaubern. Um ihre Zweifel zu beseitigen, ihr Angst zu nehmen und sie zuversichtlich zu stimmen, setzte er sich neben sie. Nach circa zehn Minuten hatten sich Zäzilie und auch Zausel, der nur noch unter einem Zeckenbiss zu leiden schien, zunehmend beruhigt. Zäzilie begann, dem zuverlässig wirkenden Zacharias von ihrem zurückliegenden Zypernurlaub zu erzählen.

Zora, ihre zuckersüße Zwillingsschwester, und sie waren mit Zelten bepackt mit Zweirädern in Zypern unterwegs gewesen. Zäzilie schwärmte von der zyprischen Hauptstadt Nikosia, von der zauberhaften Landschaft mit zahlreichen Zedern und Zypressen, von zirpenden Zikaden, frei laufenden Ziegen und dem faszinierenden Zitronenduft. Zweifellos gab es noch mehr zu berichten, aber sie näherten sich dem Züricher Hauptbahnhof, sodass keine Zeit mehr zum Reden blieb.

In Zürich angekommen verabredeten sie sich für den kommenden Samstag zu einer Zirkusvorstellung im Zentrum der Stadt. Zuversichtlich und zielstrebig gingen Zäzilie – mit dem zotteligen Zausel – und Zacharias zu ihren Wohnungen. Beide mussten am nächsten Tag auch wieder zur Arbeit. Zäzilie arbeitete bei der Zürcher Zeitung und Zacharias als Zahnarzt im Zoologischen Garten. Zum Glück kam der ersehnte Samstag sehr zügig. Viele Zuschauer zog es in das riesige Zelt. Zäzilie und Zacharias hatten sich vor dem Zelteingang verabredet. Die Zirkusvorstellung ließ für beide keine Wünsche offen. Zahlreiche Zirkusartisten zogen mit Kunststücken durch die Manege. Zierliche, zottelige Zebras balancierten auf glühenden Ziegelsteinen. Am Trapez jonglierte ein Zwillingspärchen mit Zylinderhüten. Insbesondere Zauberer Zino hatte mit seinen grandiosen Zaubertricks auch sie verzaubert. Nach der zauberhaften Zirkusvorstellung besuchten sie noch ein Züricher Restaurant. Bei Zander mit Zwiebeln in Zitronensoße, zartem Zucchinigemüse und Zimtapfel zum Dessert verging die Zeit wie im Fluge. Zacharias zahlte die Zeche. Dann gab er Zäzilie einen etwas zerknüllten Zettel mit Adresse und Telefonnummer. Ohne lange zu zögern, zückte Zäzilie einen Stift und einen Zettel aus ihrer Tasche und notierte ihre Adresse und Telefonnummer für Zacharias. Völlig zufrieden und zutiefst beeindruckt von dem wunderschönen Abend vereinbarten sie, sich in Zukunft regelmäßig zu treffen und verabschiedeten sich zärtlich voneinander.

Schnee, Schnee und noch mehr Schnee

Schon wieder schneite es so stark, dass Schulen schließen mussten. Die Schüler freuten sich sehr über die schulfreie Zeit. Die Straßen waren spiegelglatt. Egal welche Schuhe man trug, ob Schneeschuhe oder Stiefel, man schlitterte oder stolperte. Manch einer stürzte, wenn er keine Strümpfe über die Schuhe stülpte, um die nötige Stabilität zu bekommen. So weit man schauen konnte, sah man Schnee. Das Schuften mit Schaufeln, Schippen und Schiebern war sehr strapaziös.

Die Kinder fanden den Schnee schön. Warm gekleidet in schicken Skianzügen, warmen Stricksocken und Strickmützen, Schals, Stulpen und geeignetem Schuhwerk spielten und schäkerten sie im Schnee. Sie fuhren Schlitten oder Ski, machten Schneeballschlachten und bauten schöne Schneemänner. Schorschi und Steffi waren besonders geschickt, wahre Spezialisten. Ihrer Spontaneität stand nichts im Wege. Unter dem Schutz eines Scheunendaches formten sie Schafe, Schlangen, Schnecken, Schmetterlinge, einen Specht, einen Spaniel und einen Stier aus Schnee und schwarzen Steinchen.

Während Steffi und Schorschi Statuen bauten, kam Steffen auf seinen Skiern angerauscht. Er staunte über die spektakulären Statuen der beiden Schneekünstler. Steffen trug einen schokofarbenen Skianzug und einen strohgelben Sturzhelm. „Habt ihr nicht auch Lust zum Skifahren? Es ist so schön, die Sonne scheint. Ich fahre jetzt zur kleinen Schanze und probiere mal das Skispringen. Erst gestern kam Skispringen im Fernsehen. Ich habe das genau studiert und jetzt wage ich auch mal einen Sprung, vielleicht auch mehrere Sprünge, wenn es mir Spaß macht", schrie Steffen völlig begeistert und strahlte.

„Spinnst du?", fragte Steffi entsetzt. „Du bist doch kein Skispringer! Ein Sturz, und du landest im Spital. Wer weiß, mit welchen Schäden! Studium von Skisprüngen vor dem Fernseher? Das ist doch wohl ein schlechter Scherz!" Steffi stand kurz vor einem Schock. „Schorschi, warum bist du so still? Hast du schon einen Schock, schläfst du oder stehst du auf dem Schlauch? Schenkst du dieser stupiden Idee keine Aufmerksamkeit, bist nur ein schnöder Statist? Ich bin schockiert, stocksauer und inzwischen richtig stinkig."

Schorschi schien sich zu schämen, konnte Steffis Schelte nicht ganz nachvollziehen, gab sich schließlich doch einen Stoß und sagte: „Steffen, Steffi hat recht. Du kannst nicht einfach deine Skier packen, zur Schanze fahren und springen. Der Sturzhelm allein kann dich nicht schützen. So ein Sprung von der Schanze erfordert schon ein spezielles Training." Steffen schmeichelte Steffis und Schorschis Anteilnahme. Schuldbewusst verwarf er seinen Plan vom Skisprung, schlug vor, mit Schorsch und Steffi eine Schneewanderung zur Schanze zu machen, was beide bejahten.

Einradfahren in Ostfriesland

Anselm und Udo organisierten für Ende April ein Einradfahrertreffen an einem idyllischen Ort in Ostfriesland. August, Eberhard, Eugen, Ingolf, Olaf und Ubbo brachten ihr immenses Interesse über Internet zum Ausdruck. Anselm reagierte auf die Anmeldungen äußerst euphorisch: „Das ist enorm, absolut erstklassig, ein einmaliges Erlebnis! Wir wären also einschließlich uns beiden acht Einradfahrer." Auch Udo war sehr erfreut über diese ordentliche Anzahl von Interessenten. „So etwas unheimlich Außergewöhnliches hat Aurich noch nicht erlebt. Irgendwie ist es aber erstaunlich, dass sich ausschließlich Männer angemeldet haben. Schade – Isolde überlegt noch. Aber jetzt wird sie sicher absagen."
Endlich war es Ende April. August, Eberhard, Eugen, Ingolf, Olaf und Ubbo erreichten um elf Uhr mit ihren Angehörigen Aurich. Die Organisatoren Anselm und Udo hatten für den Aufenthalt und die Übernachtungen auf einem abgelegenen, ebenerdigen Acker am Ortseingang achtzehn Indianerzelte aufgebaut. Sie empfingen ihre „Interessengemeinschaft Einradfahren in Ostfriesland" mit Erbsensuppe oder alternativ einem Aalauflauf mit Ingwerwurzeln.
Unerwartet, also ohne Anmeldung, kamen auch noch Antony, ein Amerikaner mit indianischer Abstammung, Inuid, ein empfindsamer Eskimo, und Okacha, ein überaus attraktiver Afrikaner, mit ihren Einrädern zum Treffpunkt. Argwöhnisch inspizierten sich alle erst einmal gegenseitig. Mit enormem Appetit aßen dann alle Anwesenden ihre Suppe und auch den Auflauf auf. Nach dem Essen ergriff Anselm die Initiative und gab ausführliche Informationen über den anstehenden Ablauf des illusteren Einradfahrertreffens.
Als Allererstes war ein Austausch über Erfahrungen mit den Einrädern eingeplant. Anschließend sollte das originellste Einrad ausgezeichnet werden, bevor am frühen Abend eine Einradvorführung mit anschließender Urkundenausstellung in Aurich anstand. Am nächsten Tag war eine Etappenfahrt von Aurich nach Emden vorgesehen. Anselm unterwies die Einradfahrer genauer. „Um acht Uhr geht es in Aurich los. 1. Etappe: Aurich – Extum, 2. Etappe: Extum – Ihlowerfehn, 3. Etappe: Ihlowerfehn – Ochtelbuhr, 4. Etappe: Ochtelbuhr – Uphusen und dann von Uphusen nach Emden. Nach jeder Etappe machen wir eine kurze Pause. Für Obst, Apfelkuchen, Apfelsaftschorle, Orangensaft oder Wasser ist ausreichend gesorgt. Um es nicht allzu anstrengend werden zu lassen, holt uns Isolde, Udos Freundin, in Emden alle mit einem Omnibus ab und bringt uns zur Abschlussfeier wieder nach Aurich zu unserem Zeltplatz."
Die Organisatoren Anselm und Udo ernteten für ihren unglaublichen Einsatz und die exzellente, optimale Organisation stehende Ovationen. Alle Teilnehmer waren irrsinnig begeistert und dem Ereignis stand nichts mehr im Wege. Über den Ablauf wird an anderer Stelle berichtet werden.

Frikative

Walpurgisnacht

Schon seit vielen Jahren versammeln sich in der Walpurgisnacht sechs schrullige Frauen heldenhaft zu später Stunde auf dem frostigen, hohen, manchmal noch schneebedeckten Feldberg. Fiona, Walburga, Josepha, Helene, Sophie und Schygulla zelebrieren feierlich eine fantastische Wunschzeremonie. Sie zünden ein wärmendes Feuer an, singen fröhliche Schlager, wiegen sich sanft im Wind und formulieren feinsinnig ihre Wünsche für das folgende Jahr. Jede Frau hat vier Wünsche frei.

In dieser Walpurgisnacht startet wagemutig Vegetarierin Walburga den Wunschreigen: „Ich wünsche mir wohlschmeckende, vegetarische Wurstbrote; keine wuseligen, waghalsigen Wühlmäuse in meinen Wirsing- und Weißkohlbeeten; warme, weiße, wetterfeste, von Winfried gestrickte Wollsocken zu Weihnachten und vor allem Wahrhaftigkeit und Wertschätzung."

Die jugendlich wirkende Josepha wünscht sich: „Jahresurlaub mit Johannes auf einer Jacht am Jadebusen; Joghurt mit Jasmingeschmack und Jod S11 Körnchen. Ferner versuche ich mein seit Jahren angestrebtes Jodeldiplom zu absolvieren und ewige Jugend."

Etwas hippelig, aber heiter gestimmt formuliert die humorvolle, hünenhafte Helene ihre vier Wünsche: „Als Hundeliebhaberin wünsche ich mir vor allem eine automatische Hundekotentsorgung. Hinzu kommen: ein Häkelkurs für Hermann in Hanau; keine Hitzewallungen mehr sowie Höflichkeit und Heiterkeit. So, Sophie, jetzt wollen wir deine vier Wünsche hören."

Die selbstbewusste, sonst so souveräne Sophie sinniert sehr lange. „Was soll ich sagen? Also, ich wünsche mir: sieben sorgenfreie, sonnige Sommerwochen ohne Stallgeruch. Zweitens, dass sich Sebastian lossagt von seinem seltsamen Freund, der sexistische Sprüche klopft oder Süßholz raspelt und ständig stinkende Chemiefaserhemden trägt. Drittens, dass ich im September mit meiner sonoren Stimme Siegerin des Sängerwettbewerbes in Südengland werde und viertens, dass sich höchstens sechs Salamander in meinen Salat- und Salbeipflanzen sammeln. Jetzt folgen Fionas Wünsche."

Die feinfühlige, friedfertige Fiona formuliert ohne zu zögern ihre Wünsche: „Gut funktionierende Fliegenklatschen; eine vierzehntägige Fahrradtour mit Volker ohne Frust auf der Insel Fehmarn; freitags auch wirklich frei zu haben und viertens – nie mehr verschmutzte Fenster fein säuberlich putzen zu müssen. Schygulla, dir steht der Schluss unseres Wunschreigens zu."

Die starke und sehr schöne Schygulla holt ihren zerknäulten Wunschzettel aus ihrer Schatulle. „Ich wünsche mir: Schmetterlinge im Bauch, wenn ich mit Stefan nach Schottland fahre; eine schöne Schneeballschlacht ohne Schaden an Sylvester; Schnaken, die verlernt haben zu stechen, und vor allem selbstbewusst auch stotternd zu sprechen, wann, mit wem und wo ich will. Jetzt habe ich Hunger. Was haltet ihr davon, wenn wir nach unserem Abschlusstanz noch zum Chinesen gehen?"

Mit diesem vorzüglichen Vorschlag waren auch die anderen fünf Frauen sofort einverstanden. Sie tanzten zum Schluss, löschten das Feuer und gingen zum Chinesen essen.

Kanzler Pimpernelle

Vor kurzer Zeit durchquerte der etwas pummelige, biedere Kanzler Pimpernelle gemeinsam mit drei Bundestagsabgeordneten den schwarzen Kontinent. Zur Gesellschaft des Kanzlers waren folgende Minister mitgereist: Minister Thymian – etwas tollpatschig, aber sehr tiefsinnig und technisch versiert; Minister Dill – dunkelhaarig und etwas dümmlich; und zu guter Letzt Minister Geranie – gutmütig und sehr geduldig. Die Minister waren Politiker der gleichen Partei und kompetente Kenner Afrikas.

Sie bereisten Tunesien, den Tschad, Guinea, Ghana, Kamerun, den Kongo, Kenia und Tansania. Bei ihrer Rückkehr in Köln wurden die Politiker von dem kleinen, kahlköpfigen Kanzlerchauffeur Kniebelzack mit einem brandneuen, bequemen Buschen abgeholt. Der Bus war mit einem technisch perfekten Katalysator, mit Turboantrieb und Panzerglas sowie dem neuesten Tachometer und Kühlwassersystem ausgestattet. Zur Tarnung hatte Kniebelzack den Bus mit türkis- und pinkfarbenen Karos dekoriert. Keiner könnte in so einem bunten Bus Politiker, geschweige denn den Bundeskanzler, vermuten.

Vom Köln-Bonner Flughafen ging es gleich zu einer kosmetischen Behandlung und einer dreizehntägigen Körnerkur bei dem bekannten Professor Doktor Kernkraft. Um sich vor Tropenkrankheiten zu schützen, hatten die Politiker nur Konservennahrung gegessen, was sie an den Rand eines Kollapses gebracht hatte. Sowohl ihre physische als auch ihre psychische Konstitution hatte sehr gelitten. Es gelang ihnen kaum, einen klaren Gedanken zu fassen.

Nach dem kurzen Kuraufenthalt gab es einen wichtigen Termin für den Bundeskanzler – eine Tagung des Kaninchen- und Taubenzuchtvereins in Brunsbüttel. Ein zentraler Punkt der Tagesordnung war das überaus tragische Thema „Korruption und Doping im Kaninchen- und Taubenzuchtverein“. Von Kanzler Pimpernelle wurde zu diesem brisanten Thema eine klare, kritische Position erwartet. Als Gastredner fand der Bundeskanzler dann auch deutliche, drastische Worte und drohte damit, notfalls mit besonderen Gesetzesvorlagen gegen die korrupten Dopingsünder durchzugreifen. Das skrupellose Doping hatte bisher bereits tausend Kaninchen und Tauben einen gnadenlosen Todeskampf bereitet. Des Kanzlers glühender Protest wurde zusätzlich von zahlreichen demonstrierenden Tierschützern begleitet. Die Kaninchen- und Taubenzüchter hingegen gaben sich gelassen und waren sich keiner Schuld bewusst. Die durchaus deutliche Kritik prallte bei den mutmaßlich Betroffenen einfach ab. Trotzdem entfachte sich eine heiße, turbulente Diskussion. Auch die Presseleute drohten damit, die gestiegenen Dopingfälle und die damit einhergehende Korruption publik zu machen.

Nach dreistündiger Diskussion verließ Kanzler Pimpernelle deprimiert und mit gesenktem Kopf die Tagung, er konnte kaum glauben, dass dieses Thema „Korruption und Doping im Kaninchen- und Taubenzuchtverein“ zu so großen Turbulenzen geführt hatte!

Durch den verfrühten Aufbruch verpasste der Kanzler die geniale Aufführung des Brunsbütteler Knabenchors mit der Darbietung von „La Paloma“.

Entdecken Sie Balbutien!

Balbutien ist eine kleine, bisher noch unzureichend erforschte Insel mitten im Irgendwo. Letzte Studien zur Bevölkerungsentwicklung haben ergeben, dass der männliche Anteil nach wie vor überproportional hoch ist – etwa 4:1.
Die Landessprache ist „balbutisch", auch unter dem Namen „Stottern" bekannt. „Balbutisch" beinhaltet mehrere verschiedene Dialekte: „prolongisch", „repetitorisch" und „blockisch". Jeder dieser Dialekte ist durch Besonderheiten gekennzeichnet.
Die Menschen, die überwiegend den „prolongischen" Dialekt sprechen, ziehen die Wörter sehr lang, so wie Kaugummi, und machen sehr viele lange Pausen beim Sprechen.
Die Bewohner, die überwiegend den „repetitorischen" Dialekt benutzen, wiederholen einzelne Laute, Silben oder auch ganze Wörter. Manchmal kommt es auch vor, dass sie ganze Satzteile wiederholen.
Als dritten und sprechmotorisch gesehen aufwendigsten Dialekt wird noch das „Blockisch" gesprochen. Die Anwender dieser Dialektform bevorzugen beim Sprechen die Anstrengung und pressen mit hohem Kraftaufwand die Wörter heraus. Manchmal setzen sie dabei den ganzen Körper mit ein, das heißt, sie sprechen mit Händen und Füßen. Im Laufe der Zeit haben sie eine enorme Vielfalt an Mitbewegungen entwickelt. Auch das Kopfschütteln, Stirnrunzeln, Zusammenkneifen der Augen und noch weitere Sprechbegleitungen können beobachtet werden.
Die meisten Bewohner beherrschen alle Varianten, benutzen sozusagen eine Mischform der verschiedenen Dialekte und heben beim Sprechen eine Form hervor.
Bei Versuchen, der enormen Kraftanstrengung zu entgehen, nutzen manche eine Vielfalt an Strategien. Beispiele für solche Strategien können sein: Austausch von Wörtern, die antizipatorisch nur mit sehr hohem Kraftaufwand gesprochen werden können, durch leichter erscheinende Synonyme, was eine Vermeidung bestimmter Wörter bedeuten kann. Es kommt auch vor, dass das Sprechen mit bestimmten Menschen oder bei bestimmten Anlässen überhaupt vermieden wird bzw. das Sprechen lange aufgeschoben wird. Beim genaueren Beobachten fallen noch andere Verhaltensweisen auf, die individuell ganz unterschiedlich sein können.
Vor Kurzem fand eine Bürgerversammlung zu dem Thema: „Erfahrungen mit unseren Dialektformen statt". Das Interesse an diesem Erfahrungsaustausch war riesengroß. Viele Einwohner trugen sich auf der Rednerliste ein, sodass die Reihenfolge der Redebeiträge ausgelost wurde.
Der erste Redner war der 25-jährige Carlo D., der überwiegend den „blockischen" Dialekt spricht. „In der Regel vermische ich unsere drei Grunddialekte. Grundsätzlich finde ich unsere Dialektformen auch gut. Was mich aber wahnsinnig stört, ist die große Anstrengung,

die mir das Sprechen bereitet. Manchmal habe ich das Gefühl, dass jeder Muskel meines Körpers angespannt ist und ich komme dann auch mal ins Schwitzen. Das wird mir dann wirklich unangenehm und ich erwische mich dabei, dass ich anfange zu vermeiden, sage nicht das, was ich eigentlich sagen wollte, weil mir der Kraftaufwand einfach zu hoch erscheint. Nicht nur das Herauspressen von Wörtern empfinde ich als anstrengend, sondern auch das Wiederholen einzelner Laute oder Silben oder das zeitweise unendlich erscheinende Langziehen von Lauten und die langen Pausen, die ich beim Sprechen mache. Ich setze mich dann ziemlich unter Druck, weil es einfach so lange dauert, bis ich was gesagt habe. Die große Anstrengung, die Vermeidung und der „Zeitverlust" werden für mich geradezu unangenehm, wenn ich mit Menschen rede, die einen anderen Dialekt sprechen. Diese Sprecher wirken im Gegensatz zu mir viel lockerer und entspannter. Wie geht es Euch damit?" Carlo erhielt von den Anwesenden sehr viel Zustimmung und Anerkennung.
Der nächste Sprecher war der 24-jährige Tom U. „Carlo hat mir aus der Seele gesprochen. Auch mich stört diese enorme Anstrengung. Können wir nicht gemeinsam oder in Arbeitsgruppen eine andere Art und Weise finden, unsere Dialekte zu sprechen? Es gibt doch sicher einen Weg, diese übertriebene Anstrengung aus unserer Art zu sprechen, herauszunehmen. Ich würde gerne daran arbeiten, Techniken zu finden, wie wir unsere Dialekte lockerer und entspannter anwenden können."
Die nachfolgenden Redebeiträge spiegelten die ähnlich gemachten Erfahrungen wider. Toms Vorschlag, in Arbeitsgruppen ein Konzept zu entwickeln, mit dem die Sprechweise punktuell verändert werden könnte, wurde begeistert angenommen.
Noch am selben Abend bildeten sich drei Arbeitsgruppen, deren Teilnehmer sich an den vorherrschenden drei Dialektformen orientierten.
Gruppe A: prolongische Sprecher unter anderem mit den Zielen: Wie können wir das Langziehen von Lauten und die langen Pausen verändern? z. B. Dehnungen auf ca. eine Sekunde verkürzen
Gruppe B: repetitorische Sprecher unter anderem mit den Zielen: Wie können wir während des Wiederholens locker bleiben? Was können wir tun, um die Anzahl der Wiederholungen einzugrenzen?
Gruppe C: blockische Sprecher unter anderem mit den Zielen: Wie können wir die Anstrengung aus dem Sprechen herausnehmen, den hohen Kraftaufwand verringern, einen leisen und weichen Stimmeinsatz benutzen?
Es wurde festgelegt, alle Ergebnisse der AGs schriftlich festzuhalten und eine Art Übungssammlung zu erstellen. Allen Teilnehmern war klar, dass das Um- bzw. Neuerlernen der Dialektformen einen recht hohen Übungsaufwand bedeutet.

Literaturverzeichnis

1. Dell, Carl ([2]1999): Therapie für das stotternde Schulkind
Köln, Demosthenes Verlag der Bundesvereinigung Stotterer-Selbsthilfe e. V.

2. Fox-Boyer, Anette ([7]2016): Kindliche Aussprachestörungen
Idstein, Schulz-Kirchner Verlag

3. Ham, Richard (2000): Techniken in der Stottertherapie
Köln, Demosthenes Verlag der Bundesvereinigung Stotterer-Selbsthilfe e. V.

4. Katz-Bernstein, Nitza (1992): Aufbau der Sprach- und Kommunikationsfähigkeit bei redeflussgestörten Kindern. Ein sprachtherapeutisches Übungskonzept. 5. überarbeitete Auflage, Luzern, Edition SZH der Schweizerischen Zentralstelle für Heilpädagogik

5. Prüß, Holger: Arbeitsblätter zur Fortbildung „ITP" Phase 1 und Phase 2 Therapie bei jugendlichen und erwachsenen Stotternden
Bonn, unveröffentlichte Ausgabe von 2001 (Phase 1) und 2002 (Phase 2)

6. Prüß, Holger (2005): Broschüre der Rheinische Kliniken Bonn
Bonner Stottertherapie, Stationäre Intensivtherapie für jugendliche und erwachsene Stotterer
Landschaftsverband Rheinland (LVR)

7. Van Riper, Charles ([7]2016): Die Behandlung des Stotterns
Aus dem Amerikanischen übersetzt von Andreas Starke mit Jutta Sundermann
Solingen, Bundesvereinigung Stotterer-Selbsthilfe e. V.

8. Sandrieser, Patricia & Schneider, Peter ([4]2015): Stottern im Kindesalter
4. überarbeitete Auflage, Stuttgart, Thieme Verlag

9. Starke, Andreas (1996): Die Modifikationsphase in der Therapie nach Charles van Riper, Begleitbuch zum Video „Stottern vereinfachen"
Köln, Demosthenes Verlag der Bundesvereinigung Stotterer-Selbsthilfe e. V.

10. Wängler, Hans Heinrich (1968): Atlas der deutschen Sprachlaute
Berlin, Akademie Verlag. Tafel 1-9

11. Wendlandt, Wolfgang (1984): Zum Beispiel Stottern. Stolperdrähte, Sackgassen und Lichtblicke im Therapiealltag
München, Pfeiffer Verlag

12. Wendlandt, Wolfgang (1992): Non-avoidance-Prinzipien in der Therapie des Stotterns. In: Grohnfeldt, Manfred (Hrsg): Störungen der Redefähigkeit, Handbuch der Sprachtherapie, Band 5
Berlin, Ed. Marhold, S. 425-443

13. Zückner, Hartmut (2004): Intensiv-Modifikation Stottern (IMS): Die Modifikation
Neuss, Natke Verlag

Wer sich verschiedene Modifikationstechniken (●) und die Fluency-Shaping-Technik „Stufensprechweise“ (▲) ansehen bzw. anhören möchte, dem sind folgende Videos/ DVDs und CDs zu empfehlen:

Prüß, Holger
Stottern kontrollieren lernen
● ▲ Stotter- und Sprechkontrollierungstechniken nach Holger Prüß
VHS oder DVD + Begleitbroschüre, 36 Seiten
Köln, Demosthenes Verlag, 2000

Sandrieser, Patricia & Schneider, Peter
Direkte Therapie bei stotternden Kindern
● Symptomorientierte Verfahren für Kinder zwischen 2 und 12 Jahren
VHS oder DVD + Begleitbuch, 56 Seiten
Köln, Demosthenes Verlag, 2002

Starke, Andreas
Stottern vereinfachen
● Modifikationstechniken nach Charles van Riper
VHS oder DVD + Begleitbuch, 56 Seiten
Köln, Demosthenes Verlag, 1996

Zückner, Hartmut
Intensiv-Modifikation Stottern (IMS): Die Modifikation
● Übungs-CD
Neuss, Natke Verlag, 2004

Anmerkung:

Die ehemaligen VHS-Videos wurden 2008 inhaltlich unverändert auf DVD herausgebracht.

Infos zur Kasseler Stottertherapie (KST) im Internet:
https://www.kasseler-stottertherapie.de/
[Februar 2021]

Vorlage zum Erstellen eines Palatogramms

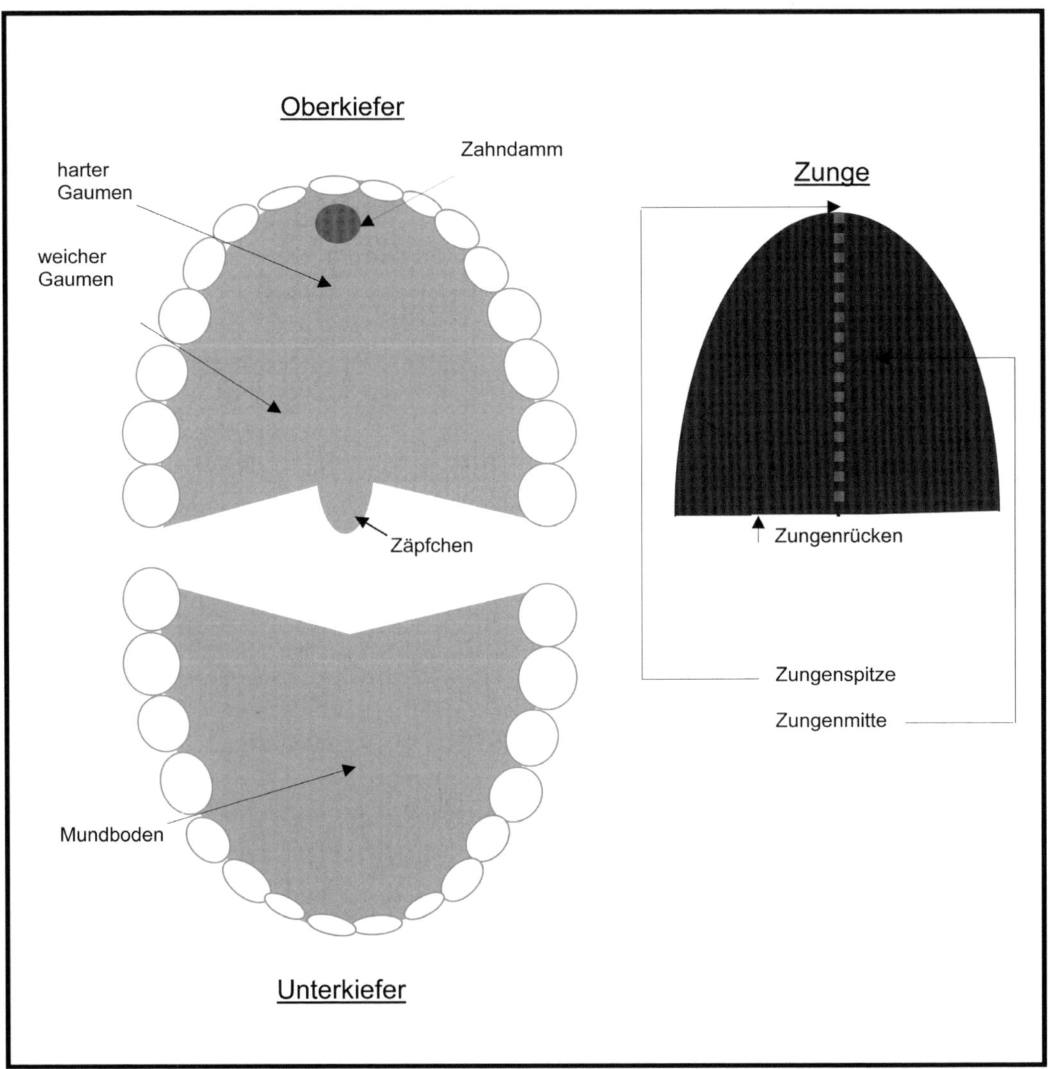

Markieren Sie die Kontaktpunkte der Zunge!

a.) an Ober- und Unterkiefer bzw. an den Zähnen und am Gaumen
b.) auf der Zunge